AF385430

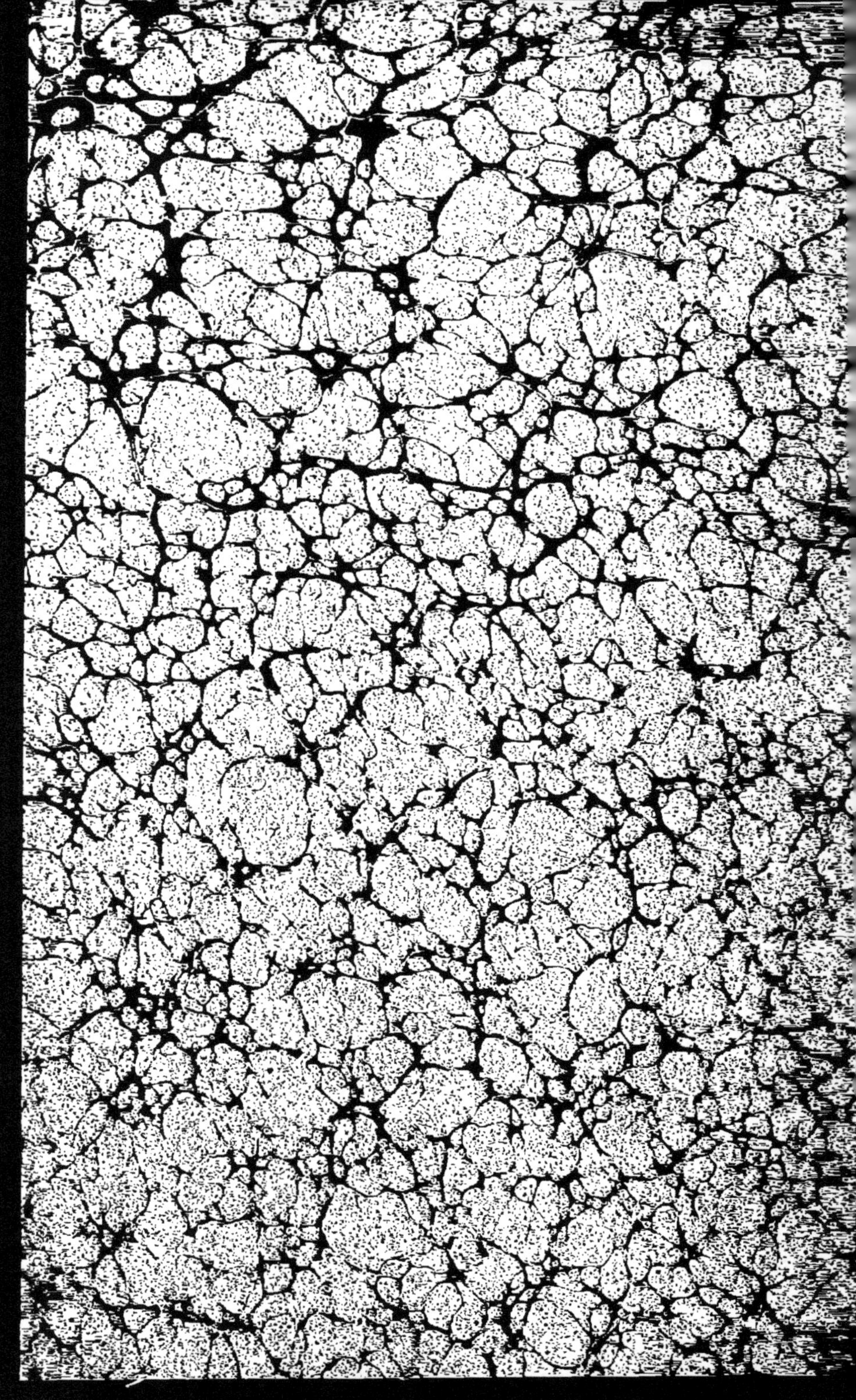

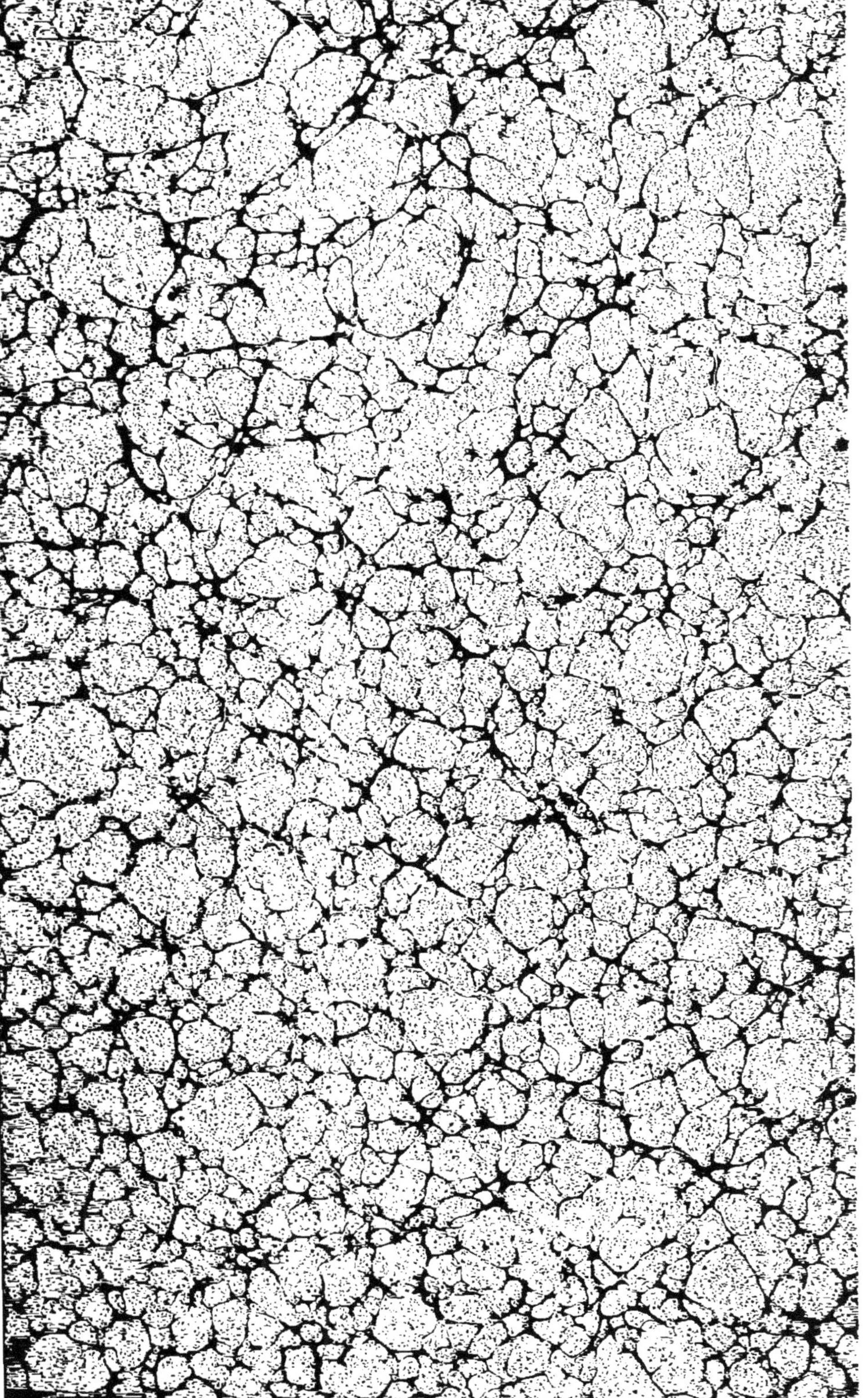

LES HOMMES

ET LES ACTES

DE

L'INSURRECTION DE PARIS

DEVANT

LA PSYCHOLOGIE MORBIDE

PARIS. — IMPRIMERIE DE E. MARTINET, RUE MIGNON, 2.

LES HOMMES

ET LES ACTES

DE

L'INSURRECTION DE PARIS

DEVANT

LA PSYCHOLOGIE MORBIDE

LETTRES

A M. LE DOCTEUR MOREAU (DE TOURS)

PAR LE DOCTEUR

J. V. LABORDE

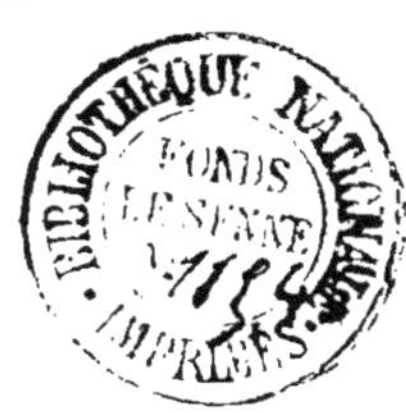

PARIS

GERMER BAILLIÈRE, LIBRAIRE-ÉDITEUR

RUE DE L'ÉCOLE-DE-MÉDECINE, 17

1872

Mon cher Maître,

Ces notes prises au courant des terribles événements que nous venons de traverser, inspirées par l'observation journalière des choses et des hommes que nous avons eus sous les yeux, traduction imparfaite mais fidèle des impressions que j'ai reçues de ce triste et à la fois étrange spectacle, — ces notes, dis-je, ne devaient pas être encore publiées ; — elles étaient destinées à compléter, en lui faisant suite, un travail entrepris, de longue main, sur le même sujet, mais appartenant à une période antérieure de notre *Histoire révolutionnaire*.

Vous m'avez conseillé de ne pas attendre, non pas seulement à cause de l'intérêt d'actualité qui s'attache à cette étude, mais encore et surtout parce qu'il y a comme un devoir pour nous de mettre sous les yeux de nos compatriotes *certaines causes du mal qui nous accable*, afin de provoquer au plus vite les recherches propres à trouver le remède qui lui convient.

Ce motif devait être décisif à mes yeux, et j'obéis.

J'ai mis, il est vrai, à cette obéissance une condition dure pour vous, celle de vous forcer à me lire en m'adressant à vous. — Vous ne sauriez m'en vouloir, car il n'en pouvait être autrement : votre nom se serait, pour ainsi dire, inscrit de lui-même, en tête de ces épîtres, si je ne l'y avais placé de mon premier et propre mouvement.

La paternité de cet essai vous appartient, en effet, par *l'idée doctrinale* qui l'a inspiré ; car il n'est pas autre chose qu'un fragment de « PSYCHOLOGIE MORBIDE DANS SES RAPPORTS AVEC L'HISTOIRE », et j'ajoute avec la *Société*.

Quelle société ? une société tellement *malade d'esprit et de corps*, qu'elle appartient bien plus au médecin et au moraliste qu'à l'historien. Tout le monde en convient, tout le monde le dit :

« UN VENT DE FOLIE a passé par là... »

IV

Et cependant il est peu de personnes, même parmi les plus compétentes, qui se doutent de la *profonde vérité* de cette assertion.

Je veux essayer de la *démontrer*, en pénétrant, autant que possible, à l'aide de l'observation, au cœur de la *réalité*.

LES HOMMES

ET LES ACTES

DE L'INSURRECTION DE PARIS

DEVANT

LA PSYCHOLOGIE MORBIDE

I

Vous le savez mieux que moi : lorsque dans la vie, dans les actes d'un individu, — qui jusqu'alors avaient été marqués au sceau de l'intelligence, de la raison et de la conscience, — on voit apparaître, d'une manière intermittente ou permanente, certains caractères d'étrangeté, d'anomalie, de désordre, on peut être assuré qu'un *dérangement* s'est produit dans son *organisation morale,* — que l'*équilibre* de cette organisation est plus ou moinsrompu.

Dès lors, tout, dans la sphère des manifestations de sa volonté, se ressent de cette mo-
dification.

A l'économie et à la prospérité dans les
affaires succèdent le désordre, la dissipation,
et bientôt la ruine; — à la paix et au bon-
heur de la famille, le trouble et l'infortune;
— à l'agrément et à la douceur des relations
intimes, les chocs inévitables et les orages de
l'intérieur.

L'altération des sentiments affectifs marche
de pair avec celle des attributs de l'intelligence et de la raison.

En un mot, le *mécanisme normal de la
sphère sociale individuelle* est plus ou moins
détruit.

Or, ce qui se passe là pour un individu
ne peut-il pas se produire pour une *collection*
d'individus, s'étendre à une *société* entière,
à presque tout un *peuple* enfin? — Vous
n'hésiterez pas, j'en suis sûr, à répondre, avec
moi, par l'affirmative.

Oui, dans l'organisme et dans la vie d'un
peuple, de même que dans la vie et l'orga-

nisme d'un individu, on peut voir apparaître, à certaines époques, des manifestations
anomales, signes non douteux d'un désordre
de la *raison* et de l'*intelligence*, — véritable
maladie mentale, espèce de *folie collective*, capable d'apporter les troubles les plus profonds
dans le mécanisme social, et d'engendrer, par
l'intervention fatale de ceux qu'elle possède
et qu'elle égare, les plus grands crimes, les
plus effroyables désastres.

S'il en est ainsi, — et qui oserait le nier
après avoir assisté au drame qui vient de se
jouer sur la scène de la première nation du
monde, — n'avais-je pas raison de dire que
l'étude des faits qui marquent de semblables
époques n'appartient pas seulement à l'historien et au moraliste, et qu'une grande part,
la majeure part peut-être, revient au médecin
psychologue dans les recherches étiologiques
et dans l'appréciation qu'elles sollicitent.

Il est d'ailleurs facile, pour peu qu'on y
réfléchisse, de concevoir, dans son ensemble,
la genèse de cet *état morbide collectif*, de cette
maladie sociale : il suffit, pour cela, de re

monter au besoin primordial et instinctif d'*association*, — et de considérer, dans ses résultats possibles ou réels, l'*ingérence* de l'individu dans les choses de la société et dans les affaires de l'Etat.

Mais il importe que cette ingérence soit appréciée à sa véritable valeur.

Vous connaissez, à ce propos, la théorie profondément erronée qui court le monde, et à laquelle ne sont pas étrangers bon nombre d'esprits distingués, qui ne pourraient arguer de leur incompétence pour s'excuser ; — vous la connaissez, certes, mieux que personne, car vous n'avez pas cessé, avec tant d'autres, de la battre en brèche ; et si elle résiste encore, c'est que rien n'est tenace comme une erreur, rien n'est entêté comme un préjugé, si ce n'est pourtant l'homme.... qui en est imbu.

Qu'un individu donne tout à coup des signes non équivoques de *folie*, vous entendrez aussitôt mille voix s'élever autour de lui et dire : « *Tel événement, telle circonstance l'ont rendu fou..* »

Eh bien, non ! mille fois non ! ce n'est pas cela ! — Il faut renverser la proposition et dire :

« *Cet homme est* FOU, *parce qu'il avait, qu'il portait en lui-même, dans sa propre organisation, de quoi le devenir....* »

Sans nul doute, les circonstances, les événements, le *milieu* en un mot, interviennent dans la réalisation et dans la précipitation de ce résultat, avec une influence plus ou moins efficace, mais qui, en somme, n'est qu'accessoire ; ces événements concourent à l'éclosion et au développement d'un *germe* préexistant, mais ils ne l'ont ni *engendré* ni fécondé, pas plus que la chaleur n'a *engendré* l'œuf qu'elle fait éclore ; — en un mot, l'organisme humain était en *puissance* de la maladie ; — et celle-ci trouve ensuite autour de lui les conditions plus ou moins favorables à sa manifestation et à son évolution.

Au reste, — il importe de le remarquer, — cette manifestation n'est point *subite*, elle ne se fait pas d'emblée, *ex abrupto* ; et si la cause intime, la *cause morbide* à laquelle elle se rattache ne s'était pas encore révélée, c'est que le spectateur vulgaire ou incompétent n'avait pas su lire dans les signes moins apparents, mais non moins réels, qu'elle donnait depuis longtemps de son existence ; — en d'autres termes, et pour employer un mot expressif du langage philosophique, l'état anomal ou morbide ne date pas seulement de son *extérioration* ; preuve nouvelle qu'il est avant tout *inhérent à l'individu.*

Telle est, — sur le point capital du rôle respectif de l'organisme et du milieu, — la vérité qui n'est pas nouvelle pour vous, mais à laquelle vous allez voir les faits que j'apporte donner une éclatante confirmation.

Ainsi donc, l'individu arrive sur la scène avec sa *prédisposition organique*, et il va s'y mouvoir et s'y agiter sous l'inévitable influence de cette espèce de tache originelle, laquelle marquera de son sceau presque fatal tous ses actes, toutes ses *ingérences* ; de telle sorte que cette marque pourra devenir, à son tour, pour l'observateur sagace et suffisam-

ment instruit de ces choses, le signe caractéristique de l'état psychique affecté.

Or, si vous vous représentez cet individu
mêlé aux affaires publiques et y apportant les
attributs inséparables de son organisation
morale entachée de sa prédisposition, n'aper-
cevez-vous pas de suite les conséquences
nécessaires d'une pareille immixtion?

Et si, allant plus loin dans la voie logique
de cette hypothèse, vous supposez non plus
un seul, mais une *collectivité* d'organismes
armés, pour ainsi dire, de leur *prédisposition*
respective, réunis et agissant sur le même
théâtre des affaires sociales et politiques, —
n'avez-vous pas alors comme une conception
lumineuse du spectacle que peut offrir un tel
assemblage *d'anomalies pensantes et agis-
santes;* — des conflits qu'il est capable d'engendrer; — des possibilités étranges ou terribles, destinées à éclore dans ce milieu
morbide ? En un mot, n'a-t-on pas là le véritable mécanisme, ou, pour parler entièrement
le langage pathologique, la raison *pathogé-
nique* de la *maladie sociale* en question ?...

II

Je vous vois sourire malignement, mon cher Maître, et vous dire dans un aparté plein d'expérience :

« Il a raison, assurément…. Personne n'est plus que moi de son avis; mais que de lecteurs (en supposant qu'il en ait) vont s'écrier : Encore un médecin qui a la *manie* de voir des FOUS partout ! »

Partout? je ne sais; mais là où ils sont, oui; je les cherche, du moins, et je ne vois que trop souvent, hélas ! se réaliser la parole de l'Évangile : « Vous *trouverez* ». Vous ne me démentirez pas, j'en suis persuadé, sur ce point.

Mais, à ce propos, et puisque vous faites

intervenir le lecteur, permettez-moi encore une petite explication préalable avec lui :

Il ne faut pas croire que toute *anomalie* de l'organisation morale implique nécessairement la *folie*, non ; entre le degré morbide ou anomal le plus léger, le plus inférieur en quelque sorte, entre la simple *modalité* nerveuse constituant plutôt une manière d'être, une variété d'organisation, qu'un véritable état pathologique, et le degré extrême marqué par le désordre complet de la raison, la rupture de l'équilibre intellectuel, et s'exprimant par un ensemble de manifestations qui sont autant de témoignages de ce bouleversement de l'être moral, affectif, et qui se résument dans ce mot fatal : DÉLIRE, c'est-à-dire FOLIE; entre ces degrés extrêmes, dis-je, il y a une infinité d'états intermédiaires, et comme une gamme successive de modifications anomales, qui, pour ne pas être la *folie*, n'en sont pas moins tributaires, au même titre, de la Pathologie psychique, et n'en constituent pas moins des éléments étiologiques très-effi-

1.

caces des *désordres sociaux*, dont nous cherchons à établir la genèse.

Bientôt, j'essayerai de définir et de caractériser ces anomalies diverses de l'organisation morale, lesquelles vont surtout se dégager dans leur expression la plus palpable, de la *prédisposition organique* considérée en elle-même.

La Prédisposition! voilà le point de départ obligé de tout état psychique morbide ou simplement anomal, point de départ auquel on est toujours et fatalement ramené.

L'homme est *prédisposé*, parce qu'il est obligé de *naître*: c'est de là que lui vient tout le mal. L'organisme, en effet, n'apporte pas seulement avec lui la disposition morbide qui est de son *essence* même; il apporte, en outre, la prédisposition qu'il tient de son *générateur*, qu'il reçoit par voie de *transmission* ou d'*hérédité*; il acquiert et possède, en un mot, par droit de naissance, la PRÉDISPOSITION HÉRÉDITAIRE.

C'est un fait remarqué et connu de tout le monde, c'est une vérité, en quelque sorte, banale, que certaines particularités de l'organisation des parents, les formes extérieures, les traits de la physionomie, par exemple, se retrouvent et se reproduisent chez l'enfant, avec une telle fidélité, qu'ils sont comme le cachet indélébile de sa provenance : c'est là l'*hérédité physique*, communément dite la *ressemblance*.

Dans ce même ordre de faits, quoique d'une observation un peu plus délicate, qui n'a pas été frappé de certaines modifications de l'organisation physique qui, sans constituer, à proprement parler, un état morbide, sont une déviation, une anomalie du type physiologique, et qui se transmettent et se reproduisent exactement, par voie de génération ? Je veux parler de ces mouvements involontaires et instantanés, de ces contractions partielles plus ou moins localisées, de ces *spasmes*, en un mot, que l'on désigne sous le nom de TICS : tantôt, c'est un clignement des paupières qui donne au regard une expression particulière de mobilité; tantôt un *plissement* rapide du coin de la bouche qui pro—

voque comme un *rictus* intermittent; d'autre fois, des contractions spasmodiques étendues à tout un côté du visage et le faisant grimacer ; ou bien, un *tic* de toute la tête, qui imprime à celle-ci le mouvement plus ou moins réitéré d'un salut saccadé ; enfin, ces *impulsions motrices involontaires* peuvent impliquer un membre entier ou une portion de membre, une épaule, par exemple, et même une partie du corps, comme le tronc, c'est-à-dire sa moitié supérieure.

Lorsque ces anomalies de l'organisation physique ne sont pas dues à une cause accidentelle, d'où viennent-elles ?... L'appréciation instinctive du vulgaire va nous répondre : « Oh ! comme cet enfant tient bien de son père, il a absolument les mêmes *manières* (traduisez le même *tic*) ; je dis le *père*, ce peut être, bien entendu, un autre ascendant, quel qu'en soit le degré ; car cherchez bien dans la *généalogie* de l'individu, et vous trouverez, à coup sûr, une *parenté* à ces anomalies.

Y a-t-il loin de ces faits, que personne ne

peut songer à contester, aux faits de *transmissibilité dans l'ordre psychique*? Non, en vérité, ces faits se touchent, ils s'enchaînent même, et un pas suffit pour passer de la conception des uns à la compréhension des autres.

Nous retrouvions tout à l'heure dans la conformation extérieure des traits la reproduction et comme une empreinte de la *parenté*; mais, songez-y bien, nous ne séparions pas, en réalité, dans cette appréciation, la forme extérieure ou plastique de ce qui l'anime, c'est-à-dire de l'*expression* ou, comme on dit, du *jeu* de la physionomie.

Dans l'*ordre psychique*, nous n'avons pas, il est vrai, devant nos yeux, sous notre toucher, les attributs extérieurs de la forme, le *substratum*; mais n'en avons-nous pas les manifestations, et ces manifestations ne sont-elles pas, en somme, comme le *jeu*, l'expression de la physionomie *morale* de l'individu?

Or, cherchez à lire dans cette physionomie et vous y trouverez également l'empreinte, quelque légère qu'elle soit, de l'*hérédité normale* ou *morbide*.

Les modifications singulières connues et confondues sous l'appellation de *tics*, et que je rappelais naguère, non sans motif, que sont-elles, en définitive, sinon des manifestations anomales ; on pourrait dire la première, la plus simple expression morbide de la *motricité* ?

Il n'en est pas différemment des autres fonctions nerveuses et psychiques, *sensibilité*, *affectivité*, *intelligence* : considérées individuellement ou dans la simultanéité et le consensus de leur action, elles offriront à l'observateur attentif des modifications, des anomalies semblables ou analogues à celles que nous venons de mentionner, et selon la même loi de *transmissibilité*; et ces modifications, vous les trouverez dans toutes leurs variétés de degrés et de formes, depuis la simple *modalité* se traduisant par la bizarrerie, l'étrangeté, ou l'excentricité des actes, et qu'on pourrait appeler, par analogie et extension, les *tics* dans l'ordre psychique, jusqu'à la perversion absolue, le désordre complet de ces états fonctionnels, désordre et perversion qui constituent le summum de la *maladie confirmée*.

Je prends là, je le sais, pour démontrer le fait de la *transmissibilité morbide psychique*, une peine que vous et d'autres maîtres avez eu le soin d'éviter depuis longtemps à vos successeurs dans l'étude de ce sujet : que peut-on dire, en effet, sur cette question, qui n'ait été déjà dit et mieux dit par P. Lucas dans son remarquable *Traité de l'hérédité naturelle?*

Ne pouvant faire un seul pas dans cette étude sans me heurter, en quelque sorte, à ce fait *primordial, générateur*, je devais m'y arrêter un instant, et chercher surtout à le montrer, dans son expression la plus simple, la plus tangible, en le dégageant des points et des questions accessoires capables de l'obscurcir.

Ai-je besoin d'ajouter que je suis de ceux qui attachent le sens le plus large à cette réalité : la prédisposition héréditaire? En vérité, il n'est plus possible aujourd'hui, après les travaux de Renaudin, de Calmeil, de Bail–

larger, de Morel, de Lunier, après ceux, surtout, de Moreau (de Tours) et de P. Lucas que je citais à l'instant, il n'est plus possible de renfermer cette grande question de l'*hérédité morbide* dans les étroites limites où elle a été pendant si longtemps comme étouffée ; et l'on est pleinement autorisé à admettre et à dire :

TOUTE PARENTÉ MORBIDE, quels qu'en soient l'espèce, le degré et la forme, doit être considérée comme FÉCONDE ; et la *prédisposition transmise,* complétement ou partiellement, peut, par voie de TRANSFORMATION, procéder d'états pathologiques très-différents au point de départ. Tel est ce qu'on peut appeler la LOI DE TRANSMISSIBILITÉ MORBIDE PAR TRANSFORMATION ; nous allons la rencontrer, pour ainsi dire, à chaque pas, dans cette étude.

III

Voulez-vous, avant d'aller plus loin, un exemple remarquable de *l'influence héréditaire*, puisé parmi les faits que nous avons en vue dans cette étude?...

Il s'agit d'un des principaux acteurs de ce triste drame; et, par une fatalité singulière, il a écrit de sa propre main ce que l'on pourrait appeler sa *sentence héréditaire*. Dans une lettre récente, très-curieuse également à d'autres points de vue, voici ce que nous lisons :

« ... Je pense, Monsieur, que vous apprécierez ma demande, sinon pour moi, mais pour *une pauvre femme, qui n'est coupable que d'avoir donné le jour à un fils tel que moi.* »

Quel est donc cet homme qui parle ainsi

de lui-même comme s'il avait le sentiment intime de sa propre situation psychique, et de la cause essentielle à laquelle cette situation est imputable?

F.... est âgé d'environ vingt-six ans, mais il n'a pas la jeunesse de son âge; ses traits fatigués, quoique empreints d'une énergie presque farouche, portent les traces et les ravages des nombreuses péripéties d'une vie passionnée et agitée.

Enfant, il a paru manifester une vive intelligence, et il a reçu une instruction suffisante pour faire plus tard un clerc d'agent d'affaires, mais insuffisante pour lui permettre d'aborder l'étude difficile et ardue des problèmes sociaux et politiques dans laquelle il se jeta à corps perdu.

Il participait aux tendances sceptiques, athées et révolutionnaires de mauvais aloi qui ont caractérisé la génération ou plutôt le groupe de cette génération dont il a fait partie.

Comme tout déclassé, par nature et par tempérament, on le voit ne se fixer à rien, ne s'attacher à aucune position sociale déterminée et définitive; il s'adonne tout entier aux incertitudes et aux péripéties militantes d'une vie politique malsaine et sans aspirations légitimes; et il s'y adonne avec les deux attributs essentiels, prépondérants de son organisation morale : une propension extrême à l'*excitation*, partant à la *violence* des paroles et des actes; un *contentement* et une *admiration de soi* sans limites.

Son apparition sur la scène publique fut marquée par une manifestation tellement étrange, tellement inattendue, qu'elle remplit de surprise jusqu'aux personnes réunies ce jour-là dans une même communion d'idées. On rendait hommage à la mémoire d'un grand citoyen sur sa tombe; tout à coup, au milieu du recueillement et du silence général, une voix aigüe, stridente, s'élève et crie :

« Vive la République! La Convention aux Tuileries! La Raison a Notre-Dame!... »

Cette voix sortait d'un tout petit homme, qui, pour mieux être vu et entendu, s'était

perché sur un monument funéraire voisin;
et ce petit homme, c'était F....

Il venait de se *révéler;* et, à partir de ce
moment, on le retrouve, avec les dispositions
d'un esprit à la fois bizarre et violent, mêlé
à toutes les menées politiques de cette époque, faisant partie active de ce groupe de
déclassés qui a fourni, ainsi que nous le ver-
rons, la plupart des *faiseurs de complots,* des
orateurs favoris des réunions publiques, et
enfin des *acteurs désignés* du dernier drame
qui vient de se jouer.

Sans cesse aux prises avec la police, il
errait constamment de Mazas à Sainte-Pélagie
et *vice versa,* puisant ainsi dans l'exaspération
d'emprisonnements réitérés un surcroît et
comme un aliment nouveau à ses idées et à
ses projets de vengeance.

Les événements vinrent bientôt lui apporter une occasion favorable à la réalisation de
ces projets, et il mit à saisir cette occasion un
empressement fiévreux dont témoignent pleinement tous les actes qui lui sont personnellement imputables. Son nom, en effet, se rat-

tache aux déterminations les plus violentes, aux mesures les plus excessives de cette fatale période : perquisitions, séquestrations; attentats à la liberté individuelle, à la liberté de la presse; exécutions sommaires, partielles ou générales; massacre des otages; finalement, participation aux actes incendiaires.

Mais ce n'est pas tout : son *intervention personnelle* dans plusieurs de ces exécutions, dans *une*, au moins, ne paraît pas douteuse. Il résulte de nombreux et irrécusables témoignages qu'au moment de faire exécuter une de ces malheureuses victimes, il ne put résister au *désir*, peut-être faudrait-il ajouter au plaisir, de frapper le premier coup : il visa le front, toucha juste, s'applaudit, pour ainsi dire, lui-même en criant : « Vive la Commune! », et puis fit jeter le cadavre à la Seine.

F.... a de lui une opinion *trop haute* pour souffrir la contradiction; il ne daigne même pas s'expliquer devant ses juges; ce qu'il fait est bien fait, et l'on ne saurait mieux faire. Si l'on insiste, il se renferme et se drape dans un mutisme plein de dédain que le désir et le besoin de *parler de soi* peuvent seuls faire rompre. La moindre étincelle, le plus indifférent motif, en apparence, allument chez lui *l'excitation* et la *violence* toujours prêtes et sans contre-poids.

Certaines particularités de son organisation physique rapprochées de ces qualités psychiques semblent être en harmonie avec elles. C'est ainsi que l'on s'accorde à voir dans la conformation des traits du visage quelque chose qui rappelle l'*oiseau de proie*; le profil surtout autorise cette assimilation.

Voilà celui qui s'est dit lui-même :

« *Un fils tel que moi!...* »

Quelle était la femme qu'il dit « *coupable de lui avoir donné le jour* » ?.

Cette pauvre mère, coupable, en effet, mais *médicalement* coupable, c'est-à-dire de cette culpabilité dont elle n'était point responsable, est morte tout récemment dans l'un de nos asiles publics d'aliénés, à l'âge de soixante-quatre ans. Il me suffira, pour vous faire immédiatement connaître son état mental, de vous donner la copie exacte de ce qui se trouve écrit sur le dossier médical affecté, dans cet établissement, à chacun des malades :

Accès de manie aiguë ;

Agitation violente ; désordre dans les idées et dans les actes ;

Cherche à mordre, à frapper ; elle dit qu'on va la faire brûler ;

Propos incohérents, menaces ; se roule à terre ;

Mange de l'herbe ; contusions à la face ; refuse toute nourriture ;

Elle est morte dans cet état.

On pourrait s'imaginer qu'il s'agit là d'un *accident* final déterminé chez une vieille femme, une pauvre mère, par l'*ébranlement moral* bien naturel, bien légitime qu'ont amené ses tourments et ses cruelles appréhensions. Certes, nous ne nions pas l'influence *occasionnelle* de ces circonstances ; mais elle a été purement occasionnelle, car il résulte de renseignements authentiques que la femme F.... avait donné antérieurement et depuis longtemps des signes non équivoques d'*alié-nation mentale*, signes qui paraissaient être ceux d'un *état maniaque chronique* avec démence progressive.

Il y a plus : si certaines réserves ne nous étaient pas imposées, au sujet de ces révélations, nous pourrions montrer que F.... n'est pas seul, dans sa famille, entaché d'une de ces prédispositions qui sont la marque certaine d'une transmission héréditaire.

IV

Je vous disais, à l'instant, que j'étais tenu
à certaines réserves : je ne viens pas, en
effet, — qu'il me soit permis de le déclarer
une fois pour toutes, — apporter ici des biographies destinées à alimenter, par le choix
de certains détails, une curiosité malsaine,
mais bien des *observations purement et absolument médicales, scientifiques*, d'où je me
suis appliqué à écarter tout détail de fantaisie
ou étranger à mon but. Et, bien qu'il s'agisse
d'hommes qui, à raison du rôle qu'ils ont
joué, appartiennent, de droit, à la publicité,
je n'ai pas cru devoir les désigner *nominati-
vement*, ou du moins ne les ai-je désignés
que par une simple initiale, me faisant un
devoir, en cela, comme en toute autre chose,

de ménager autant que possible, et de respecter de justes susceptibilités et trop souvent de profonds malheurs de famille.

J'ai puisé mes renseignements aux sources les plus sérieuses, les plus authentiques, les recherchant et allant les recueillir moi-même toutes les fois que cela était possible ; tâche difficile, délicate, et qui, je dois l'avouer, est demeurée quelquefois incomplète, et même infructueuse. Mais, lorsqu'il en a été ainsi, et que, en dépit de mes efforts, je n'ai pu remonter, avec certitude, à la source des *commémoratifs*, je ne me suis abandonné aux conjectures hypothétiques, relativement à l'étiologie morbide, qu'avec la réserve qu'imposent à tout esprit sérieux, ou désireux de l'être, les procédés scientifiques de déduction à *posteriori*. Car, de ce que l'hérédité n'a pu être constatée, de ce qu'il n'a pas été possible de mettre, pour ainsi dire, le doigt sur le corps du délit, il ne s'ensuit pas nécessairement qu'il n'existe pas ; il est permis, alors, de rechercher dans les *effets* la révélation de la *cause*, en étayant cette recherche

de l'*expérience* acquise et de la loi d'*ana-
log e.*

En terminant cette petite explication inci-
dente, je dois signaler, comme m'ayant été
d'un grand secours dans ces recherches, le
livre de M. Jules Clère (1). C'est un travail
sérieux, consciencieusement fait, et où se
révèle, à côté du talent de l'écrivain, un vrai
talent d'observation ; ce livre ne doit pas être
confondu avec les nombreuses, trop nombreuses élucubrations sur le même sujet, que
l'on a vu pulluler dans ces derniers temps, et
qui trahissent la préoccupation presque exclusive de piquer et d'alimenter, par le choix des
moyens et des détails, la curiosité, même aux
dépens de la vérité.

Et maintenant, je reviens à mon sujet.

Le premier fait que je viens de relater
n'est pas seulement un exemple de *filiation
héréditaire* au point de vue psychopathique ;
il apporte, en outre, le témoignage d'une réa-

(1) *Les Hommes de la Commune, biographie complète de tous
ses membres.* — Paris, Dentu, 1871.

lité saisissable, vivante, aux distinctions qu'il convient d'établir et que j'ai déjà signalées dans les formes et les degrés divers des états psychiques. Ce fait ne montre-t-il pas, je vous le demande, de la façon la plus claire, que, pour caractériser certaines déviations, certaines anomalies de l'organisation morale, et pour en apprécier les effets et l'influence, il n'est pas besoin, il n'est pas juste même de recourir à la qualification extrême de « *folie* » ? Non, ce serait forcer la note et la vérité.

Il suffit, vous le voyez par cet exemple, de se tenir dans les limites d'une observation exacte, pour rencontrer dans le *tempérament* personnel, dans le *caractère*, dans ce qu'on peut appeler, en un mot, la *complexion morale* de l'individu, les témoignages irrécusables, c'est-à-dire les manifestations d'un défaut d'équilibre dans les éléments constitutifs de cette complexion ; — les signes de *déviations* et d'*anomalies* telles qu'elles marquent nécessairement à celui qui en est le siége une *place à part* dans le concert des individualités militantes de la société : ce n'est point la *folie* dans son acception propre, avec ses véritables attributs symptomatiques ; mais c'est quelque chose qui y confine, qui en dérive par voie de transmission héréditaire, et qui y mène ; — c'est un degré dans l'échelle des psycho-pathies, ce que j'appellerais volontiers, en donnant à ce terme son acception scientifique, une *monstruosité* dans l'ordre psychique, à laquelle les circonstances donnent un relief particulier, et qui réagit, à son tour, sur les événements auxquels elle se trouve mêlée.

Ce mot de *monstruosité* amène sous ma plume le souvenir et le nom d'un autre personnage, digne, à tous égards, de figurer à côté de celui dont je viens de donner l'histoire sommaire : ils ont marché côte à côte, dans la même voie, obéissant aux mêmes impulsions, et agissant peut-être sous les *mêmes influences organopathiques*.

Je dis : *peut-être*, parce que je ne possède pas, pour le second, les preuves directes d'hérédité qu'il m'a été permis de recueillir pour le premier.

Que diriez-vous, mon cher Maître, d'un fils qui, aux tendres admonestations d'un ami intime sur sa conduite publique et sur le chagrin qu'elle cause à son père, répondrait :

« Eh bien, si mon père cr... meurt (j'atténue les termes) de chagrin et de douleur, on l'enterrera, et tout sera dit !... »

Vous verriez, à coup sûr, dans ces paroles, dont je crois pouvoir vous garantir l'authenticité, le témoignage d'une *perversion morale et affective profonde;* et à quoi ne vous attendriez-vous pas de la part de celui qui les a prononcées, en le supposant, à un moment donné, investi d'un pouvoir qui lui conférerait le *droit de vie et de mort* sur les personnes?

Ce que de telles paroles, qui font horreur, promettaient, a été tenu, autant que les circonstances l'ont permis, par ce fils qui, à vingt-cinq ans, *décrétait* officiellement, à Paris, le *meurtre des pères de famille.*

R... était un *fruit sec* dans toute l'acception

du mot, non pas qu'il manquât d'intelligence,
loin de là, mais ses tendances le portèrent
toujours à faire une application avortée,
nulle ou malsaine de ses aptitudes : ainsi,
après avoir essayé, sans succès, de l'entrée à
l'Ecole polytechnique, puis à l'Ecole centrale,
il se tourna, en dernier lieu, vers les études
médicales ; mais il s'y livra sans suite, en
amateur, en désœuvré qui a besoin de se cou-
vrir des apparences d'un but sérieux ; s'il
montra, en réalité, quelque application à cette
étude, ce fut exclusivement pour y puiser certains enseignements de son goût, favorables
aux doctrines athées et matérialistes, dont il
faisait effrontément et cyniquement parade,
et qu'il accouplait, en politique, aux sys-
tèmes socialistes et révolutionnaires les plus
excessifs.

Tramer des complots, former des sociétés
secrètes ou s'y affilier, hanter les réunions
publiques et les clubs, et y étaler, dans un
langage approprié par sa violence et son
cynisme, ses théories subversives et négatives
de tout ce qu'il y a de respectable dans la

famille et dans la société; fréquenter assidûment, avec des acolytes de son choix, certains établissements mal famés où l'on *politiquait inter pocula* et dans l'orgie, sorte d'académies borgnes d'athéisme, de socialisme de mauvais aloi, de *révolutionnisme* excessif, en un mot de la débauche la plus profonde des sens et de l'intelligence; — collaborer enfin, pour la vulgarisation de ces doctrines éhontées, à quelques feuilles malsaines d'un jour, désignées, à peine parues, à la vindicte et au stigmate de la justice : — telles étaient les préoccupations, et, on peut dire, l'existence entière de R...

On comprend que, en de telles conditions, il dut être souvent aux prises avec la police; il faisait plus, il s'exposait à ses recherches et à ses coups, s'étudiant, avec un malin plaisir, à la dérouter, à l'agacer, à jouer avec elle; il avait, en effet, la passion de faire lui-même de la police, d'étudier et de s'approprier, en quelque sorte, les procédés mis en œuvre contre lui ; et ce n'est pas le côté le moins curieux de cette étrange nature, que cette sorte de *manie policière* dont il fut possédé jusqu'au point d'arriver, hélas ! à la réaliser avec la terrible violence de ses préméditations vengeresses et instinctives.

Un jour, dans une réunion privée composée de personnes des plus honorables et des plus respectables, notamment de jeunes demoiselles avec leurs mères, où il s'était égaré par hasard et par l'*imprudence* d'un ami, après avoir gardé — durant un certain temps — un silence plein de réserve, il se lève tout à coup, et, sans avertissement, sans préambule, il entonne une chanson doublement scandaleuse et par le langage et par les idées qu'elle exprime ; puis, la chanson terminée, au milieu de l'ahurissement général, il crie :

« VIVE LA RÉVOLUTION ! A BAS LES PRÊTRES ! »

Ce trait, chez un homme tel que celui-ci, n'est pas sans importance, vous le reconnaîtrez avec moi, j'en suis convaincu ; et vous l'aurez déjà rapproché d'un trait semblable, quoique s'étant produit dans une circonstance plus solennelle, et publiquement, appartenant à F...., l'ami et le digne émule de R.... Je veux parler de l'*étrange* manifestation faite par F... sur une tombe *politique*, et que je vous ai déjà fait connaître.

Impliqué dans la plupart des procès politiques des derniers temps de l'Empire, R... y eut une tenue en harmonie avec les traits caractéristiques de son individualité morale : perversion des sentiments et des idées qui sont la base de l'éducation sociale ; cynisme du langage comme des opinions ; arrogance, rébellion ouverte, menaces formulées contre les magistrats et les défenseurs de l'ordre social, etc., etc.

Ses tendances impulsives trouvèrent dans les événements récents une occasion des plus favorables à leur réalisation et à leur libre développement. Il arriva enfin ce jour tant désiré où il lui fut donné de mettre à exécution l'objet favori de ses sinistres aspirations : *tenir en ses mains le pouvoir absolu et discrétionnaire d'arrestations, de réquisitions, de vie sur les personnes.* Il en usa largement; l'*appétit* était violent, la satisfaction devait lui être proportionnée. D'un signe, d'un regard, il marquait ses victimes; d'un geste il les faisait tomber. Ses propres séides reculèrent quelquefois, une fois au moins, devant leur horrible besogne, refusant d'obéir au commandement mortel du maître, car il se repaissait voluptueusement du spectacle des exécutions qu'il ordonnait, et qui, bien que *sommaires*, étaient préparées par lui avec un certain raffinement de cruauté. N'est-il jamais *intervenu personnellement* dans ces exécutions? Nous n'avons pas, à cet égard, des preuves directes et certaines comme pour son acolyte F...; mais j'ai tout lieu de penser qu'il ne s'est pas imposé cette privation.

Au jour de la défaite, il chercha, comme tant d'autres, à se dérober et à fuir; de la part d'une nature où prédominait à un si haut dègré le *côté instinctif*, il devait en être ainsi, fût-ce au prix de la lâcheté.

Livré par le hasard, on dit qu'en face du châtiment il eut le courage d'affirmer ses opinions : ne serait-ce pas parce qu'il ne pouvait pas faire autrement?...

R..., je l'ai déjà dit, était à peine âgé de vingt-six ans; mais ses traits fatigués, pâles et déjà profondément ridés, portaient l'empreinte d'une vieillesse anticipée; le regard manquait de franchise, ce qui tenait, en partie peut-être, à une forte myopie; en réalité, l'expression générale et habituelle de la physionomie avait une certaine *dureté*, quelque chose de farouche, et une extrême arrogance; les narines épatées et largement ouvertes respiraient la sensualité, de même que les lèvres un peu lippues, et recouvertes en partie par une barbe longue et touffue, noire avec des reflets fauves. — Le rire était *sarcastique*, la parole brève, impérative; sa manie de *terroriser* le portait à enfler le timbre de sa voix, de façon à la rendre plus terriblement sonore.

Vous venez de voir comment il a usé et abusé de cette triste manie !

V

Vous en conviendrez avec moi, mon cher
maître, de tels faits constituent, au sein de la
société, et surtout au sein de la vie publique,
de *réelles anomalies*, et les *organisations
morales* auxquelles ils se rattachent et dont
ils sont, pour ainsi dire, l'expression, appartiennent bien et dûment au cadre de la
psychologie morbide : seulement elles tiennent
dans ce cadre une place en quelque sorte
intermédiaire entre la négation absolue de la
faculté pensante et raisonnante et la perversion complète de cette même faculté ; elles
représentent une atteinte *partielle* de l'être
moral en ce qui touche surtout son côté *passionnel et instinctif*. C'est là, en somme, la
marque distinctive prédominante des indivi-

dualités que nous avons à faire intervenir ici et qui semblent s'être fatalement donné rendez-vous. J'hésite à répéter en des termes vulgaires le vieil adage : « *Qui se ressemble s'assemble.* » Mais quand et où fut-il plus vrai? et n'est-ce pas chose toute naturelle, inévitable, de rencontrer sur le même théâtre, se disputant la même proie, ceux qui obéissent aux mêmes prédispositions impulsives et sont travaillés par les mêmes convoitises?

Voyons, en effet, les circonstances.

Un jour, à la suite d'événements que je n'ai pas à apprécier en eux-mêmes, dans la première capitale du monde, où grouillent et s'agitent toutes les *perversions*, toutes les *ambitions*, toutes les *folies*, on vit disparaître tout à coup le gouvernement de la chose publique et tous les pouvoirs devenir vacants....

Pour tous ceux qui *rêvent* un pouvoir, — et Dieu sait s'ils sont nombreux! — l'occasion fut-elle jamais plus belle? — Aussitôt les prétendants de surgir et d'accourir : quels prétendants!...

Tenez, voici un *général d'armée :* c'est un jeune homme de vingt-six à vingt-huit ans, à la taille fine et élancée, au visage pâle et brun, à la fine moustache.... Où et comment a-t-il fait son éducation militaire ? quels sont ses états de service ?

D'abord commis en nouveautés, en lin-gerie, puis aide-pharmacien, puis correcteur d'imprimerie, puis sténographe, puis jour-naliste... enfin général !...

Pourtant, il est juste de dire qu'il avait livré un combat, — au moins un, — dans lequel il avait été victorieux : un combat à coups de poignard contre les pompiers de la Villette. C'était vers la fin du mois d'août 1870, vous vous en souvenez, sans doute ? Cela fit quelque bruit ; on accusait les Prussiens de l'attentat ou tout au moins de complicité. Ce qui est certain, c'est qu'un des vrais coupables était... notre *général* d'aujourd'hui.

Condamné *à mort*, les événements du 4 septembre lui apportèrent sa grâce et sa liberté ; il continua à en user en faveur de la conspiration et de l'émeute : il était *du* 31 *octobre* ; il fut ensuite du Comité central, puis de la Commune, et surtout du groupe des *terroristes*.

Vous parler de ses exploits comme *généralissime* est inutile ; les paroles suivantes qu'on lui attribue vous donneront une idée de sa valeur et de sa détermination martiale ainsi que de ses convictions :

« SI DIEU EXISTAIT, JE LE FERAIS FUSILLER ! »

Mais, ce qu'il importe surtout de rappeler, au point de vue de nos recherches, c'est que le ci-devant général E.... était un *dissipateur* émérite ; — que, reconnu et jugé incapable de gérer ses affaires, il avait été pourvu d'un *conseil judiciaire* pendant qu'il expiait à Sainte-Pélagie un de ses nombreux méfaits délictueux ; — qu'il était d'une violence extrême, emporté jusqu'à la fureur ; — libidineux et débauché jusqu'au scandale ; — et enfin, — dernier trait qui ne vous paraîtra pas le moins caractéristique de cette organisation *prédisposée*, — qu'il était fils d'un homme atteint de *manie chro-*

nique et mort en cet état, c'est-à-dire en état de *folie confirmée*.

En voulez-vous un autre de ces généraux qui se *nomment eux-mêmes* et qui surgissent, tout faits et tout prêts, bottés et galonnés, comme une révélation subite ?

Celui-ci, récemment typographe, est du moins un *ex-sergent*. Aussi, comme il a l'air de se croire un *vrai général !* Comme il se pavane et fait la roue sous ses larges et innombrables galons, dans sa calèche à deux chevaux, car son cheval de bataille est une calèche ! Comme il se plaît à lui-même, et comme il se regarde complaisamment, à moins qu'il ne regarde le ciel, où il semble chercher ses inspirations militaires !

En le voyant du côté de Neuilly, — et je l'ai souvent vu, — je me représentais toujours et involontairement un de ces généraux des préaux de Bicêtre ou de Charenton, s'affublant des oripeaux les plus voyants qu'ils rencontrent sous leurs mains, attachant à leur coiffure, quelle qu'elle soit, des plumes apportées par le vent, et ornant leur boutonnière d'un lambeau de chiffon écarlate. Ils marchent pompeusement, un sabre de bois à la main, affectant des airs de dignité et de majesté qui provoqueraient des éclats de rire s'ils n'inspiraient la pitié; ils commandent à une armée imaginaire, passent des revues, décernent des grades et des récompenses....

Que nous en avons vu, à la calèche près, de ces généraux-là !

Malheureusement, celui-ci avait une armée, ou du moins des gens armés, et ils obéissaient à son commandement : témoin *la fusillade de la place Vendôme!*

Quoique ancien sergent, B.... n'en était pas moins un de ces *fruits secs* que le désœuvrement et l'ambition malsaine jettent dans la politique aventureuse. Il fit partie du groupe des *clubistes* effrénés de 1869 et 1870, et suivit avec eux la voie qui devait le conduire à la réalisation de son *rêve : être général!* Il le fut... avec une conviction telle, qu'un de ses propres amis a cru pouvoir dire de lui :

« Dût-il vivre cent ans, B.... sera toujours persuadé qu'il a été général (1). »

Il n'est pas indifférent de noter que B.... était affecté d'un *strabisme divergent* très-accentué, qui donnait à son regard et à sa physionomie une expression des plus étranges.

Enfin, signe particulier : chez lui, il était toujours de rouge tout habillé et coiffé du *bonnet phrygien!*

Je vous le disais bien que nous avions vu de ces généraux-là à Bicêtre !

Je pourrais vous en citer d'autres, car il n'en manquait pas; mais je dois me borner. Il en est un, cependant, que je ne puis me résoudre à passer sous silence, étant une des figures les plus curieuses, assurément, de ce groupe d'hommes pour le moins étranges et exceptionnels dans leur genre.

Celui-là était un vrai militaire, c'est-à-dire qu'il avait fait de l'art et de la science militaires

____

(1) Henry Morel, *le Pilori des communeux.*

l'objet réel de ses aspirations professionnelles et d'études sérieuses, du moins en apparence. Il avait déjà acquis un grade important dans la marine, lorsque son caractère indiscipliné, indomptable, son humeur querelleuse, ses manifestations violentes envers ses chefs, après lui avoir valu de graves punitions disciplinaires, le firent expulser définitivement du corps auquel il appartenait.

Libre et désormais sans emploi, il se mit en rébellion ouverte et incessante envers la société, se posant en accusateur public et en vengeur des injustices dont il se prétendait l'objet. Il inonda les journaux d'une certaine couleur de sa prose trop facile, de ses plaintes et de ses protestations, ne poursuivant, en somme, qu'un seul but : *faire parler de lui*. Son irascibilité était telle, que les voies de fait précédaient toujours, de sa part, les explications.

Les nombreuses condamnations qu'il a encourues montrent suffisamment ce dont il était capable à cet égard :

1° Condamné, le 30 septembre 1868, à six

mois de prison pour *coups* et port illégal de l'uniforme;

2° Le 20 novembre de la même année, à deux mois de prison pour *coups et blessures* avec préméditation;

3° Le 26 avril 1869, à un mois de prison pour *rébellion et outrages* envers l'autorité;

4° Le 22 septembre de la même année, à six mois pour *outrage* envers un magistrat de l'ordre administratif.

Ce dernier fait mérite d'être rappelé dans sa réalité : il s'agit d'un avocat du ministère public *souffleté* en plein Palais de justice.

Avec de tels antécédents, L.... était naturellement désigné pour servir les projets et les entreprises ultra—révolutionnaires; son insatiable appétit de commandement, son ambition irritée et contrariée, en firent, en effet, un instrument des plus actifs, mais dont la docilité ne transigeait jamais qu'avec sa *propre autorité et sa domination personnelle.*

Que lui importait de passer, sans transition, du camp où il venait de servir et de se com-

3.

promettre dans le camp opposé, pourvu qu'il jouât un *rôle en évidence !*

La préoccupation, la passion du *moi*, lui tenaient lieu de conviction et de sens moral. Où trouver une preuve plus éclatante de la prédominance exclusive de ce mobile, l'*infatuation sans limites*, que dans le récit complaisamment détaillé par lui-même devant ses juges de ses faits et gestes, dans l'unique but de se décerner des mérites qui constituent justement la gravité des accusations qui pèsent sur lui, sacrifiant ainsi à ses préoccupations d'orgueil excessif le soin de sa justification et jusqu'à l'instinct de sa conservation !

Un tel homme ne pouvait passer pour absolument sain d'esprit, même aux yeux les moins compétents. -- Il a été une fois l'objet d'un examen sérieux à Sainte-Pélagie; bien que je n'en connaisse pas littéralement le résultat, je n'ignore pas, cependant, que L.... ne sortit pas de cette enquête entièrement justifié devant la pathologie mentale. Mes recherches sur ses antécédents héréditaires sont restées à peu près infructueuses; je le regrette, elles eussent fourni, peut-être, quelque révélation importante. — Toutefois j'ai pu savoir pertinemment que, dès l'enfance, il manifestait déjà des tendances à l'insubordination, aux colères violentes, à l'insociabilité. Il ne paraît pas douteux qu'à ces propensions *natives*, *constitutionnelles*, est venu s'ajouter plus tard un élément nouveau qui n'a pas peu contribué à leur développement et, pour ainsi dire, à leur exaspération : c'est l'*alcoolisme*. Un de mes amis, très-expert en ces choses, et qui s'est trouvé souvent en contact avec L.... dans un cabinet de lecture, me donne, à ce propos, les renseignements suivants :

« ... Il se montrait *bizarre, irritable, faisait des scènes sans motif*, et il m'a paru évident *qu'il se livrait à la boisson....* »

Il y a bien là, vous le voyez, une individualité morbide, au point de vue psychique, et s'il n'est pas possible, en l'état actuel, de la caractériser définitivement, du moins est-il permis, ce me semble, de dégager des faits qui précèdent les signes d'un état dont le fond

est la *manie*, et qui a pour expression domi-
nante l'*idée ambitieuse*.

Ce n'est pas seulement à la *curée* des
fonctions militaires, mais aussi à celle des
fonctions publiques de toute sorte, que l'on
a vu accourir, poussées comme par un entraînement irrésistible, des individualités
psychiquement affectées ou prédisposées.
Voici encore, entre bien d'autres, deux personnages qu'il me suffira de vous signaler
sommairement, pour vous permettre d'en
faire l'appréciation médico-psychologique :

Tous les deux se sont distingués, comme
comparses et comme complices, dans les
exploits — et vous savez quels exploits — de
la police communeuse.

L'un, le nommé D..., âgé à peine de vingt-
cinq ans, s'était déjà fait remarquer depuis
longtemps dans le groupe des désœuvrés,
bohèmes révolutionnaires et athées du quartier latin. Il était allé autrefois en pays neutre
(Belgique) prêcher publiquement ses *doctrines* (?), ne pouvant le faire assez librement

chez lui; il avait été, pour ce fait, renvoyé de l'École de droit. On le trouve ensuite collaborant aux journaux mort-nés et aux désordres de la rive gauche, — aux associations secrètes et aux complots, et finalement aux faits et gestes de son ami et chef de file R..., le sinistre procureur de la Commune.

Or, la mère de D... a été, à plusieurs reprises, séquestrée dans une maison de santé spéciale, à raison de son *état mental*, lequel, d'après les renseignements qui m'ont été donnés par mon ami le docteur A. Després, semblait être caractérisé par des *accès de manie* intermittente.

Le second, un ci-devant peintre, s'est fait remarquer par la manière au moins singulière dont il remplissait ses fonctions de *perquisiteur* au domicile des *suspects* ou des *arrêtés* : il inspectait particulièrement les caisses privées, et s'en appropriait sans façon le contenu.

Cela ne vous fait-il pas venir à l'esprit l'idée de *cleptomanie*?

C'est que P... n'est pas sans avoir des antécédents caractéristiques : il résulte des renseignements fournis par un de ses compatriotes, interne distingué de nos hôpitaux, qu'un de ses frères a été atteint d'*aliénation mentale*, — et que lui-même a présenté, vers l'âge de dix-sept ans, des manifestations qui paraissent se rattacher à un accès de *lypémanie*.

VI

N'avais-je pas raison de le dire : il n'est pas besoin que l'*état mental* d'un individu se soit manifesté par ses symptômes les plus expressifs, — qu'il l'ait marqué, en quelque sorte, de son cachet le plus apparent, le plus reconnaissable à tous les yeux, pour que cet état morbide ait déjà produit des effets réels qui lui soient imputables, engendré des actes qui procèdent incontestablement de son in-fluence. Les faits précédents concourent tous à le montrer : il suffit que l'individu soit *en puissance* de la maladie, de par une *prédis-position constitutionnelle ou héréditaire*, pour que l'on soit pleinement autorisé à recher-cher dans sa conduite, dans ses actes publics ou privés, et à apprécier, en ce sens, l'intervention de l'*influence morbide*. Il y a plus, — et cette remarque est particulièrement opportune dans les circonstances dont nous avons ici à nous préoccuper, — il y a plus, dis-je : cette influence s'exerce plus facilement, elle est plus efficace, partant plus grave et plus dangereuse, en cet état *préparatoire, intermédiaire*, que lorsque la maladie confirmée éclate dans toute sa plénitude.

Dans ces dernières conditions, en effet, les idées émises et les actes accomplis sont tellement marqués au coin du *désordre mental* qui les a dictés, que l'*insanité* en est flagrante, incontestable, qu'elle saute, pour ainsi dire, au yeux de tous, — et qu'ils ne peuvent dès lors avoir qu'un effet immédiat instantané, contemporain de la conception elle-même, et qu'il n'a pas été possible de prévenir. Au contraire, dans cette *situation intermédiaire* où l'individu possède, *en apparence*, les attributs de la raison, bien qu'il ne les ait pas en réalité, et qu'il ait subi, de ce côté, des atteintes plus ou moins partielles; à cette période *transitoire* où l'individu psychiquement affecté ne s'est pas encore entièrement *révélé*, alors, dis-je, ses conceptions et ses actes, ou sa participation à des déterminations collectives, peuvent et doivent avoir les conséquences les plus graves, quelquefois même les plus terribles, soit dans le cercle plus ou moins limité de sa vie privée, soit, — et surtout, — dans la sphère plus étendue des événements sociaux.

Et cela, pourquoi? Parce que les idées et les paroles émanant d'un tel homme, encore bien qu'elles puissent offrir certains caractères d'étrangeté, et, comme on dit vulgairement, *d'originalité*, ne sont pas néanmoins à ce point absurdes et déraisonnables, qu'elles ne puissent être admises, ou, au moins, être prises en considération, surtout lorsqu'elles paraissent s'adapter aux circonstances qui les ont provoquées. Et si l'on veut bien considérer, en outre, que, dans beaucoup de cas semblables, il est presque permis de dire, dans la plupart des cas, que l'individu est doué, souvent à un haut degré, des qualités accessoires qui inspirent et imposent même la persuasion, savoir : facilité d'élocution, et quelquefois véritable éloquence oratoire, mimique et gesticulation animées, conviction passionnée, audace et ténacité à toute épreuve dans la poursuite de la réalisation caressée, — on n'aura pas de peine à s'expliquer et à comprendre tout ce qui peut résulter de pareilles ingérences, notamment dans la gestion et la conduite des affaires publiques.

Tout cela est bel et bien, me direz-vous, mon cher maître ; mais ce n'est pas moi qu ai besoin d'être convaincu et d'être converti à des vérités que je prêche depuis longtemps. Allez donc faire entendre à certaines gens qu'avec les qualités intellectuelles presque supérieures dont vous venez de parler, un individu peut néanmoins être taxé d'aliénation mentale, même partiellement, ou donner les signes d'une véritable prédisposition ; essayez de faire entendre qu'il n'y a pas incompatibilité entre les attributs réels de l'intelligence et la folie, mais qu'il y a au contraire, entre

l'une et l'autre, *connexité*, et en quelque
sorte *convergence*, au point de départ.

Certes, je ne me charge pas de faire entendre ceux qui sont restés ou restent sourds à
une voix autrement autorisée que la mienne,
voix qui vous est bien connue, et à laquelle
je ne reprocherai qu'une chose, — vous me
le permettez, n'est-ce pas? — c'est d'avoir
peut-être trop voulu prouver à ce sujet.

Mais n'est-il pas possible, en se tenant
dans certaines limites, de faire partager,
d'imposer même une conviction puisée dans
l'étude attentive des faits les plus positifs,
que nous voyons continuellement se repro-
duire sous nos yeux, dans ce milieu de
pensées et d'actions où se joue ce qu'on a
si bien appelé la comédie humaine?

Sans sortir de mon sujet, c'est-à-dire du
drame dont j'essaye de vous donner un
aperçu, je veux ajouter à tant d'autres un
témoignage nouveau et irrécusable de ce fait
de pathogenèse psychologique.

Tous les jours je rencontre sur mon passage fatalement, — car je ne puis sortir de chez moi sans le rencontrer, — un... comment dirai-je? Ce n'est pas, en vérité, un *homme*, et pourtant ce n'est pas tout à fait un *animal*. Ce n'est ni un enfant, ni un adolescent, ni un vieillard, et cependant il a un peu de tout cela : son âge réel est dix-huit ans, sa taille est celle d'un enfant de huit ans; il est gros, trapu, comme ramassé sur lui-même. L'ensemble de son corps constitue une masse informe sans lignes, sans proportions; ses pieds sont comme tordus en dedans (pieds bots, varus double); ses jambes, tellement courtes, qu'elles paraissent à peine exister, sont arquées et forment ensemble une parenthèse.

Le tronc, d'une longueur qui contraste avec celle des membres, forme presque à lui seul la taille de l'individu, et donne attache en haut à deux appendices d'une excessive brièveté : ce sont les *bras;* ils rappellent les nageoires de certains poissons ou amphibies, le phoque par exemple. Il n'y a presque pas d'intermédiaire entre le tronc et la tête, c'est-à-dire presque pas de cou.

La tête! il vous la faudrait voir, car je ne saurais la peindre dans sa monstrueuse réalité. De tête, il n'y en a pas, à proprement parler, si l'on entend par là la portion crânienne, l'*anencéphalie* étant presque complète. Tout se réduit donc à la face, mais une face énorme dans son développement *maxillaire*. Et sur cette face un nez sans relief, aplati et étalé comme par l'effet d'une forte pression; une bouche, ou plutôt, à la place de la bouche, un large trou béant et bavant; deux yeux imperceptibles, dont l'un à moitié fermé par la chute de la paupière supérieure, et louchant horriblement; pas de cils, pas de sourcils. Peau entièrement glabre, mais semée d'un grand nombre de taches noires qui ne sont pas autre chose que des nævi, vulgairement des envies ou *grains de beauté*. Des grains de beauté dans ce cas, quelle amère dérision de la nature! Enfin les oreilles sont démesurément grandes.

L'expression ou plutôt l'aspect d'une telle physionomie, vous vous le figurez aisément. Des sons rauques, inarticulés, des espèces de cris sauvages sortent parfois de cette bouche sans parole. La vie *organique, animale,* a pris la place de l'être *intellectuel :* c'est la *monstruosité* physique accouplée à l'*idiotie* dans leur plus complète expression.

Or, d'où vient ce produit? quelle est sa généalogie?

C'est le fils d'un charbonnier. Mais, quoique charbonnier, le père est non-seulement constitué irréprochablement au point de vue *plastique,* il est en outre doué d'une régularité de traits et de formes véritablement exceptionnelle pour un homme de son milieu. Sa femme, sans présenter d'aussi parfaites qualités, n'en est pas moins très-normalement conformée, et nulle défectuosité appréciable n'apparaît dans sa constitution physique. Ils paraissent l'un et l'autre en possession du degré d'intelligence et d'instruction qui convient et suffit à l'exercice de leur industrie qu'ils savent faire prospérer; en tout cas, on ne saurait trouver chez eux nulle marque d'idiotie ou d'imbécillité native. Mais il y a plus, et je vous prie de remarquer ce fait, qui a, dans l'espèce, une importance qui ne vous échappera pas : ils ont, outre le pauvre enfant en question, une jeune fille d'une quinzaine d'années, laquelle, parfaitement constituée et proportionnée, participe des qualités plastiques du père.

Que s'est-il donc passé dans ce fait de génération, dont les produits diffèrent si profondément l'un de l'autre ? Pas plus que vous, pas plus que personne, je ne puis pénétrer dans l'*intimité* de la cause de ce phénomène tératologique. Mais ce que je sais, ce qui est incontestable, c'est que le *moule organique*, passez-moi l'expression, a été le même pour l'un et l'autre ; c'est que les éléments de la *conformation plastique*, — car c'est celle-ci que j'ai surtout en vue, — ne diffèrent en aucune façon ; c'est qu'en un mot, ces produits *convergent et se touchent au point de départ* :

.....In radice conveniunt.

Que s'est-il passé, encore une fois, que nous puissions saisir et constater ? Un élément est intervenu, qui a profondément troublé l'harmonie de la fonction génératrice, et cet élément est un élément *héréditaire*. Il existe, en effet, dans la parenté prochaine de cette individualité anomale, du côté de la mère, un produit à peu de chose près semblable par ses défectuosités physiques et intellectuelles.

Eh bien! transportons-nous maintenant sur le terrain purement psychique.

Vous avez connu comme moi, beaucoup mieux que moi, — car, par un effet bizarre du hasard, vous l'avez eu pour adversaire acharné de vos doctrines, — vous avez connu, dis-je, un de nos physiologistes les plus éminents, savant du premier ordre, tout au moins de première classe, titulaire des plus hautes fonctions académiques et professorales. S'il n'était pas, à proprement dire, un génie, on ne peut, certes, lui dénier les qualités d'une intelligence supérieure, les productions scientifiques et littéraires qu'il a laissées en portent la marque.

Or, cet homme a donné le jour à un fils,
que nous avons également connu et qui nous
a étonnés autant qu'affligés par ce qu'on peut
appeler, par atténuation, les *divagations* de
sa vie publique. Dans la sphère privée, il eût
pu passer simplement pour un *excentrique*
aux yeux du vulgaire; mais le rôle qu'il a joué
sur la scène publique et politique lui assigne
une tout autre place dans la psychologie
morbide.

Tout jeune, il avait montré de vives aptitudes intellectuelles qui, appliquées à l'étude
des sciences naturelles, promettaient un digne
continuateur des traditions paternelles. En
effet, à l'âge de vingt et un ans à peine, il
tenait la place de son père dans une de ses
principales chaires professorales, avec une
distinction et un talent qui furent remarqués.
Il ne devait pas y rester longtemps, sa nature
ardente, *tourmentée*, le poussant vers d'autres
aspirations que la culture paisible de la
science. Il était, lui aussi, possédé par un
démon, et ce démon, c'était la *politique*. On
peut dire qu'il lui sacrifia tout, jusqu'à sa

propre vie; mais — et c'est là que la pathologie acquiert véritablement le droit d'intervenir dans l'appréciation de ses actes — mais, dis-je, avec un manque absolu de cet attribut moral qui règle et modère les déterminations de la volonté, je veux parler du *discernement*.

Faut-il vous rappeler quelques actes de sa vie publique, dont la plupart témoignent de l'usage inconsidéré et, disons le mot, *insensé*, que l'on peut faire des meilleures qualités du cœur et de l'esprit :

Sa participation à l'insurrection crétoise, où l'amour des aventures se mêle aux manifestations fréquentes d'un héroïsme qui participe des *impulsions irrésistibles*.

Son intervention violente dans une sépulture tristement célèbre, où on le voit lutter, presque seul, contre l'opposition raisonnable et digne de ses amis, et s'atteler au char funèbre pour le traîner, comme un lugubre signal révolutionnaire, à travers Paris, où l'attendent, lui sans armes, des milliers de baïonnettes.

Sa fameuse manifestation de Belleville, où il *proclame la République*, construit une barricade, puis, suivi de quelques individus à peine, il va chercher des armes au théâtre de Ménilmontant, et, quand il y arrive, il se trouve *seul*.

Sa participation à presque tous les complots des derniers temps, dans lesquels il joue, d'ailleurs, plutôt le rôle de *dupe* et d'*instrument*, dissipant presque inconsciemment sa fortune au service de conspirations et surtout de conspirateurs borgnes.

Enfin, sa dernière équipée militaire, où il se montre dans tout son donquichottisme, partant en guerre pour Versailles à la tête d'une armée ou fraction d'armée qui s'est évanouie et qu'il ne retrouve plus au moment de combattre, — ce qui ne l'empêche pas de se battre seul... et de mourir !...

Sont-ce là, je vous le demande, les actes d'un homme sain d'esprit ?

Nous croyons avoir, d'ailleurs, les éléments d'une appréciation moins vague de son état psychique. Il paraît certain que, même avant son entrée dans la vie publique, sa jeunesse ne fut pas entièrement indemne et dépourvue de manifestations *anomales*. Plus d'une fois son père a épanché confidentiellement son cœur, à ce sujet, auprès de quelques amis. De quelques renseignements qu'il nous a été permis de recueillir de sources authentiques, il semble résulter que ce malheureux enfant — car tout le monde se sent porté à le plaindre autant, au moins, qu'à le blâmer — a donné, dans plusieurs circonstances, les signes d'un véritable *état hallucinatoire*.

Mais ce qu'il importe, en outre, de remarquer, pour notre thèse, c'est que G.... n'était pas seul enfant dans sa famille, et que les autres ont toujours donné les signes de l'intelligence et de la raison les plus saines et les mieux pondérées. Il y a eu donc là *déviation du type psychique;* mais la *divergence consécutive* n'empêche pas que le point de départ soit le même, et qu'en ce point les choses soient confondues. Ce qui nous autorise pleinement à répéter ici, pour les anomalies morales, ce que nous avons dit pour les déviations physiques :

.....In radice conveniunt.

Est-il possible de méconnaître, après de tels faits, les étroites connexités qui existent entre la *prédisposition psychopathique* et les attributs même supérieurs de l'*intellect ?* Nous ne le pensons pas. Et ce n'est pas seulement sous ce rapport qu'il y a point de contact et liaison presque intime entre ces deux choses ; elles se touchent aussi et se confondent, en quelque sorte, dans leurs manières de se manifester et de procéder : entre le *maniaque*, en état d'accès, celui qui n'est encore atteint que *partiellement*, qui parle d'abondance, avec une mimique et une gesticulation des plus expressives, employant toutes les ressources de la persuasion à transmettre et à faire partager ses convictions, fussent-elles les plus déraisonnables ; — entre l'orateur qui s'agite en face d'un auditoire qu'il s'évertue à frapper et à convaincre à l'aide des efforts de toute son éloquence ; — ou bien entre le poëte en état d'inspiration, qui *vaticine*, s'abandonnant aux élans d'une imagination presque en *délire*, n'y a-t-il pas, je le demande, un *point* de *contact* remarquable, qui, se révélant par les mêmes effets, annonce et accuse une provenance, un départ identiques?

Ce point de départ, c'est le siége organique de l'intelligence avec tous ses attributs; et le *procédé*, et, nous pouvons dire, nous pathologistes, le *processus* qui engendre les mêmes manifestations fonctionnelles, c'est l'*excitation*, à divers degrés, qui monte pour ainsi dire l'organe, partant sa fonction, à un certain diapason et jusqu'au diapason de la FOLIE. Mais je n'ai pas à poursuivre ici plus avant la démonstration de ce fait de pathogénie psychique des plus incontestables, bien que contesté encore. Ce que j'en ai dit suffit à ma tâche; et je vous renvoie, mon cher maître, ceux qui ne seraient pas suffisamment édifiés.

Il est une autre question qui pourrait, avec quelque opportunité, se présenter ici : celle de l'*infiuence* de l'éducation sur la prédisposition psychopathique ou sur le développement de l'affection psychique. Cette question est grave, et mon cadre ne me permet pas de l'aborder, encore moins de la traiter comme elle mériterait de l'être. Qu'il me soit permis et qu'il me suffise de dire, sur ce point, que je pense, avec J. J. Rousseau et aussi avec vous, je crois, — contre Quintilien, Locke et Helvétius, qu'il ne faut point exagérer l'influence de l'éducation et son action modificatrice sur le *tempérament moral*, et en particulier sur le côté *instinctif* de l'organisation.

Cette action modificatrice est certes réelle, indéniable ; mais elle ne va pas jusqu'à *transformer* ; — elle *atténue* seulement, elle modère, elle refrène ; — et, quelle que soit l'efficacité de ce *frein relatif*, s'opposant aux *tendances* et aux *entraînements irrésistibles* d'une organisation prédisposée, cette organisation n'en porte pas moins la marque individuelle, héréditaire ou acquise, se révélant, avec plus ou moins de notoriété, dans ses actes et ses conceptions.

Mais nous avons en vue la *bonne* et *légitime* éducation ; et autant celle-ci est impuissante à agir sur les organisations dont il s'agit, autant au contraire les préceptes et les doctrines qui enseignent et flattent tout ce qui est *pervers* et *instinctif* attirent ces organisations, et lui sont un aliment favorable et nutritif. Ai-je besoin de rappeler combien cet aliment empoisonné a été abondant dans notre société moderne, dans ces dernières années, et dans notre Paris, où les hautes leçons d'*immoralité* partaient même, et surtout, des degrés du trône ! Quelques élèves de cette école, devenus professeurs et maîtres, à leur tour, ont déjà passé sous vos yeux ; nous allons bientôt en rencontrer d'autres.

VII

« Comme la faiblesse humaine cherche
» l'*association*, et que les hommes sont trou-
» peaux de nature, la *politique* s'en mêla... »

Ainsi parle l'auteur de *Mes confessions*,
et il a raison ; mais, « faiblesse humaine »,
c'est trop peu dire, et, pour nous, ce mot em-
porte l'idée de *maladie*.

L'influence *attractive* de la politique pour
les esprits entachés d'une prédisposition
psychopathique est tellement vraie, tellement
évidente, qu'il serait oiseux d'y insister. Et la
raison de cette influence s'explique et se comprend facilement : quel milieu pourrait être
plus favorable que le milieu des agitations
politiques, à l'éclosion, au développement et à
l'alimentation des entraînements instinctifs,

passionnels, et des impulsions plus ou moins irrésistibles que créent la prédisposition ou la maladie confirmée ? Plus ce milieu est troublé, plus il y règne d'effervescence et de désordre, — plus on voit se produire et se multiplier ces manifestations psychopathiques, plus elles trouvent d'occasions de se *révéler*. Par ses tendances et ses agissements, la société moderne réalise particulièrement cet état de choses. Ainsi que l'a très-bien dit Guislain : « Les conditions dans lesquelles elle vit, cette société, entretiennent un état d'*excitation cérébrale* qui ressemble à l'*ivresse*, état qui s'éloigne beaucoup des conditions naturelles, et qui doit disposer aux troubles intellectuels. »

Si cet état *dispose* aux troubles intellectuels, combien ne doit-il pas favoriser, je vous le demande, les troubles qu'une *prédisposition* constitutionnelle tient, pour ainsi dire, en réserve chez l'individu !

Sans vouloir entrer dans des considérations et des appréciations qui sont plutôt du domaine de l'histoire et de la philosophie pure,

je ne puis m'empêcher de remarquer, — et
en cela je ne sors pas de mon sujet, — que,
depuis plus d'un demi-siècle, certaines classes
de la société, les classes populaires et ou-
vrières, sont travaillées par un malaise qui les
entraîne instinctivement à la recherche d'un
sort meilleur : de ce mouvement, de cette
tendance collective et non moins irrésistible,
sont nées toutes les perturbations, et les
quelques véritables commotions politiques et
sociales que nous avons vues se produire dans
cette période.

Pourquoi ces commotions ? — C'est que
ce grand mouvement instinctif vers un but
d'amélioration est loin de suivre toujours
une marche progressivement régulière : il
n'est pas seulement sujet en lui-même à de
nombreuses péripéties, à d'incessantes fluc-
tuations; il obéit, en outre, aux influences
diverses des *ingérences personnelles* qui s'y
mêlent, avec le cortége et le conflit inévitable
des *passions* humaines et des *tempéraments
prédisposés.*

Parmi ces passions, ou, pour parler le langage plus approprié à la pathologie, de notre savant confrère M. le docteur Delasiauve, parmi ces *mobiles*, il en est deux qui, par la fréquence comme par la nature de l'influence qu'ils exercent sur les déterminations de la volonté, tiennent, en vérité, le premier rang, un rang exceptionnel : ce sont l'*orgueil* et l'*ambition*.

Vanité et *ambition!* Quel rôle ces penchants, dans ce qu'ils ont d'excessif et qui touche plus ou moins au délire, n'ont-ils pas joué dans l'intervention des individualités que nous étudions, au milieu des événements dont il s'agit ! Ils ont marqué, on peut le dire, d'un cachet spécial les conceptions et les actes de ces vivantes interventions ; et cela de deux façons : d'abord par le fait même de l'entraînement qui résulte de l'*excès passionnel*, et ensuite par la *disproportion* entre le *mobile* et la *capacité* personnelle de le réaliser. Que se passe-t-il, en effet, dans ces conditions de disproportion ? — Les moyens au service de cette ambition déplacée n'étant pas à la hauteur de son objet, les actes accomplis pour l'atteindre, non-seulement ne lui sont pas appropriés, mais encore participent souvent de ce qu'il y a de plus illicite et de plus criminel. Le but est-il atteint, le désir assouvi, on voit alors éclater un singulier contraste entre la nature plus ou moins élevée de la fonction publique et la vulgarité et l'impuissance des qualités personnelles de l'individu qui la remplit.

De là ces *généraux d'armée*, dont je vous ai donné quelques échantillons, aptes tout au plus à manier un outil au lieu d'une épée.

De là ces hauts fonctionnaires improvisés cachant sous les apparences de l'extérieur ou sous des insignes plus ou moins voyants une réalité vulgaire, ignorante et incapable.

Je ne veux point forcer les analogies; mais ne vous semble-t-il pas, comme à moi, qu'il y a là quelque chose des pitoyables contrastes qui caractérisent *les délires ambitieux tombés en démence :*

« *Je suis prince... je suis roi... je suis*

empereur.... Tout m'appartient... tous les trésors... le monde entier!... »

Vous adressez à cet incomparable potentat cette simple question :

« *Que fait ta femme?...* »

Il vous répond le plus naturellement du monde :

« Ma femme est *balayeuse!...* »

En nous tenant dans la réalité des faits particuliers que nous avons à examiner ici, il convient de diviser en deux parts les individus affectés de ce qu'il est permis d'appeler la *prédisposition vaniteuse et ambitieuse :*

Ceux auxquels leur éducation, leur capacité réelle et leur intelligence, enfin les distinctions acquises, confèrent presque de droit le commandement, l'autorité, la domination.

Ceux dont l'ignorance, l'incapacité, l'infériorité sociale font des instruments plus ou moins dociles, et parmi lesquels il faut encore distinguer l'ignorant complet, l'imbécile et même l'idiot de celui qui, non complétement dépourvu de qualités intellectuelles, n'a pas reçu, pour les développer, une suffisante instruction.

Dans la première catégorie viennent se ranger certains *déclassés* et *excentriques* des lettres et des arts, — sortes de bohèmes littéraires qui ont usé et ravalé un talent quelquefois réel à colporter et à prêcher les maximes les plus antisociales, cherchant partout, dans la *rue*, et jusque dans les égouts de la société, des aliments à leur infatuation et à leur infatigable soif de domination, venant échouer finalement dans les bas-fonds les plus compromettants de la politique.

En voici un dont on a pu dire que « la vie a été si complète, si multiple, si *désordonnée* qu'on a peine à le suivre.... » Il s'est peint, en partie, lui-même, en des termes qui ne manquent pas d'éloquence, sous ce titre : « *les Réfractaires* ». Qu'il agisse, qu'il parle ou qu'il écrive, et il a fait tout cela beaucoup, on voit apparaître bientôt, inévitablement, fatalement, dans ses actes comme dans ses paroles et ses écrits, soit de l'incohérence, soit les étrangetés les plus inattendues.

Dans son incommensurable orgueil, tout lui est insupportable, même les *morts*. Ecoutez-le plutôt :

« Nous crierons : « Silence aux ganaches ! » et peut-être bien : « *A bas les morts !...* »

Et ailleurs :

« Nous déclarons que le *Misanthrope* nous ennuie.... »

Lisez : *Molière*.

Un jour, ou plutôt un soir, que les habitués des anciennes conférences du boulevard des Capucines n'ont pas oublié, sans doute, il s'écria en plein public, sans transition et sans à-propos :

« Dieu *ne me gêne pas trop, je le supporte encore ; mais pour* Jésus-Christ, *non : je ne puis souffrir les réputations surfaites....* »

Je vous le demande, pour *celui* que Dieu gêne presque, que Jésus-Christ gêne tout à fait, que devaient être les autres hommes ses semblables?

Vous en citerai-je un autre, *ejusdem farinœ*, qui, après avoir essayé, sans y donner de suite, — notez bien cette particularité — des études médicales, se jette dans le journalisme, un *certain journalisme*, que vous devinez, courant après la notoriété *per fas et nefas*, se faisant remarquer, au cours des procès dans lesquels il est impliqué, par une tenue pleine d'*infatuation*, — arrivant enfin, grâce à la fatalité des événements, à réaliser ses projets ambitieux; — et alors, au comble de l'orgueil satisfait et de l'illusion, se drapant dans une dignité d'emprunt, dans le fauteuil des Richelieu et des Talleyrand, et y composant des manifestes pompeux qu'il adresse à des républiques imaginaires!...

En voici encore un autre : c'est un artiste, un peintre auquel on ne peut, certes, dénier certains mérites. Mais il est bouffi de *vanité*; son ambition est de ne pas faire comme les autres, ni avec les autres. Il est lui, lui seul, à part de tous et de tout ; il est un produit exceptionnel de la création. Au demeurant, bon garçon..., pourvu qu'on *n'admire* que lui.... C'est le *moi* de Pascal personnifié. Ecoutez-le :

« ... Moi, *je n'ai pas de maître ; mon maître, c'est* moi. *Il n'y a jamais eu et il n'y a au monde qu'un peintre, c'est* moi *!...* »

Etait-il possible qu'un pareil moi ne s'efforçât point de donner sa note dans ce triste concert de vanités et d'ambitions malsaines ?

Peut-être y aurait-il lieu de rapprocher de ces individualités, auxquelles ils touchent par un côté au moins, le *côté ambitieux*, un autre type d'hommes dont l'évolution à travers les choses de la politique finit par faire de véritables *prédisposés psychiques* : j'entends cette prédisposition que créent à la longue les causes multiples et variées, tant de l'ordre moral que de l'ordre matériel, qui appartiennent spécialement à la sphère des préoccupations et des agissements politiques.

Ces hommes, vous les connaissez bien : poursuivant sans trêve le rêve ou l'idéal révolutionnaire qu'ils ont conçu, ils sont en révolte et en conspiration permanentes, de près ou de loin, contre l'ordre de choses actuellement établi ; ils se tiennent toujours prêts à saisir ou à faire naître l'occasion de le renverser, et de *s'emparer en même temps du pouvoir*, tout en décernant une souveraineté factice à la *collectivité* qui leur obéit. Comme ils ne réussissent pas toujours dans leurs entreprises, ils sont aux prises presque constamment avec la répression légale, et ils deviennent les tributaires habitués de la *réclusion*, de l'*exil* forcé ou volontaire.

On a, je le sais, beaucoup exagéré l'influence de l'*emprisonnement* et du régime cellulaire sur les dérangements de l'esprit et de la raison ; mais, étant données les conditions de surexcitation intellectuelle et la fixité des préoccupations dont il s'agit ici, nul doute que cette influence ne puisse et ne doive intervenir dans une certaine mesure. Je serais volontiers, à cet égard, de l'avis de Griesinger, lorsqu'il dit :

« L'emprisonnement réunit une foule de circonstances qui mettent la raison en danger : le remords, le désir de liberté, la concentration de l'esprit sur un même cercle d'idées, souvent le manque de nourriture (ou son insuffisance), un air plus ou moins vicié, le défaut d'exercice, etc., etc.... »

Toutefois il nous faut mettre le *remords* de côté; il ne visite guère ces âmes fort endurcies, au contraire, qui poursuivent leurs idées et leur but avec une ténacité sans égale.

Mais ce qu'il importe de considérer, à part les influences dont il vient d'être question, c'est l'état progressif d'excitation et d'exaspération que provoquent et entretiennent dans des esprits déjà préparés les poursuites et les peines judiciaires qu'ils encourent d'une façon permanente : ainsi naissent, se concentrent et se systématisent, dans ces mêmes esprits, des idées de *persécution*, de rancunes et de vengeances qui éclatent, à certains moments propices, en réalisations terribles et parfois criminelles. Ce sont ces hommes que l'on voit, dans les grands jours des réussites révolutionnaires, portés en triomphe, la couronne du martyre sur la tête, par les masses inconscientes toujours prêtes à se laisser conduire et égarer vers des tentatives plus propres à servir ces ambitions personnelles que leurs véritables intérêts.

Croyez-le bien, mon cher maître, ces hommes-là sont sur la pente qui mène au *délire;* et c'est pourquoi beaucoup d'entre eux, *sains d'esprit* au point de départ, aboutissent, grâce aux entraînements inévitables et à l'influence perturbatrice des péripéties qu'ils ont eu à subir, — aboutissent, dis-je, à des manifestations de la pensée et de la volonté que revendique la *psychologie morbide.*

Je pourrais vous en citer, parmi ceux qui ont composé le groupe que nous étudions et qui y ont joué les *premiers personnages;* un surtout, dont l'*inflexibilité* des principes et des projets tournait à la *manie* véritable, et dont les déterminations étaient parfois et

5.

indubitablement inspirées et imposées par un *délire de persécution*. Comment s'étonner, dès lors, qu'il trouvât toute naturelle la *nécessité de faire tomber des têtes* et de créer des comités destinés à accomplir cette *indispensable* besogne?

Je n'insiste pas sur ce type psychopathique, dont j'ai voulu seulement donner ici quelques linéaments, pour montrer qu'il existe, et qu'il ne devra point être oublié dans une étude plus approfondie.

Je n'en ai pas fini avec les individualités qui ont obéi plus ou moins aux *impulsions vaniteuses* et *ambitieuses*, ou à l'empire des penchants purement *instinctifs* : le défilé en serait long, si je les voulais toutes passer en revue; je vous en présenterai seulement quelques-unes des plus marquantes et des plus en relief.

Il y a d'abord, ainsi que je le disais naguère, la catégorie des personnalités ambitieuses, dont la demi-intelligence et la demi-instruction ne légitiment point les *hautes visées ;* aveuglés par une infatuation sans limites, inconscients de leur capacité réelle, ces gens-là se croient aptes à tout et sont toujours prêts à tout entreprendre. Le désir immodéré de se mettre et d'être *en évidence* les entraîne surtout et les égare.

L'un, ci-devant ouvrier mécanicien, autrefois soldat et *déserteur*, puis aventurier militaire en Italie dans les corps garibaldiens, désigné ensuite par ses antécédents et quelque intelligence aux menées socialistes, dont il a été un des instruments les plus actifs, est arrivé finalement, à travers les tristes péripéties des dernières éventualités, à réaliser ses projets ambitieux : être *quelque chose au pouvoir, jouer un rôle.*

Ce rôle, il continue même à le jouer, tant sa nature est la *vanité* même, sur les bancs de la cour martiale, où il est venu, comme tant d'autres, échouer. Je l'ai vu sur ces bancs, encore revêtu de son uniforme fantaisiste d'ex-officier supérieur, se complaire dans un perpétuel sourire de satisfaction, rechercher et attirer l'attention et les regards d'un auditoire déjà trop disposé à la curiosité, et avoir l'air de lui dire : Regardez-moi bien, je suis le citoyen A.... C'est *moi* qui ai fait toutes ces... belles choses dont on parle....

Et il se rengorge et s'applaudit, comme si l'exclusive préoccupation et le contentement de *soi* lui avaient enlevé toute conscience et toute compréhension de sa situation réelle et de l'inévitable châtiment qui l'attend et se prépare.

Un autre est un *ouvrier chapelier*, âgé à peine de vingt-huit ans; sa profession dit le degré d'instruction qu'il a dû recevoir; son *ambition démesurée* et l'activité fébrile qu'il y puise suppléent à son incapacité réelle. Pilier des réunions publiques, il y aborde, avec une audace et une présomption que peuvent seules donner l'ignorance et l'inconscience, les questions les plus difficiles, les problèmes les plus ardus de la politique et de l'économie sociale : il est surtout habile à se concilier l'auditoire, d'ailleurs approprié à l'orateur, par les *violences* de son langage et de ses propositions révolutionnaires. Ses actes sont en harmonie avec ses idées et ses paroles : il est en lutte ouverte et permanente avec les agents de la police ; il insulte *en face* l'ex-empereur ; il excite publiquement à la guerre civile. On comprend, après cela, qu'il ait eu de nombreux tributs à payer à *Sainte-Pélagie*. — Amnistié par le 4 septembre, comme il ne doute de rien, et qu'il n'a pas besoin, lui, d'études spéciales pour savoir même ce qu'il faudrait apprendre, il entre d'emblée, avec un grade ou du moins avec des fonctions supérieures, dans l'*artillerie*. Un tel homme pouvait-il manquer au groupe de la Commune ? Non ; et vous ne vous étonnerez pas, si je vous dis qu'il s'y est montré l'un des plus ambitieux, des plus remuants et des plus partisans des mesures excessives que vous savez.

Un troisième, ouvrier *cordonnier*, esprit borné, presque sans instruction, fait, pour prix de quelques services politiques, l'instrument de la *gérance* d'un journal fameux, s'est figuré capable d'écrire des articles et même de les avoir écrits, parce qu'il était le *prête-nom* de ces articles.

Il est doué, au vu et au su de tout le monde, d'une *fatuité* et d'une *estime de soi* des plus ridicules. On le reconnaît à la *lorgnette de bataille* dont il ne se sépare jamais, et que, dans ses nombreuses visites.d'inspection aux avant-postes fédérés, surtout du côté de **Le**-vallois et d'Asnières, il tient constamment braquée avec emphase du côté de l'ennemi, comme s'il voyait en réalité quelque chose.

Chez plusieurs de ces personnages, les signes d'une *perversion morale* plus ou moins accentuée se mêlent aux manifestations d'orgueil et d'ambition. Ainsi, il paraît que le nommé B..., d'ailleurs fils naturel, tour à tour fruit sec de l'art dramatique et de la peinture, — paresseux, buveur, bohème éhonté, — empruntait souvent de l'argent à sa sœur C..., *fille soumise dans une maison de tolérance* (1). Ce fut l'un des membres les plus *terroristes* de la *Commune*.

J..., également l'un des plus enclins aux mesures violentes et cruelles, celui-là même qui faisait tout simplement fusiller, à Auteuil, un tout jeune enfant *soupçonné* d'espionnage, et racontait pompeusement cette prouesse à une séance de l'Hôtel de ville; — J.., ancien voyageur de commerce, — l'orateur « bellâtre » et poseur de la Cour des miracles, — le *plus grand admirateur de lui-même,* — *avait vécu notoirement des largesses de filles soumises du quartier qu'il habitait.*

Enfin, dans une biographie sérieuse, voici ce que nous lisons sur les nommés Ph... et L..., délégués communeux au XIIᵉ arrondissement :

« Des bruits détestables courent, dans le XIIᵉ arrondissement, sur Ph... comme sur L..., et nous n'osons nous en faire l'écho, *tant ils sont graves pour la moralité de ces deux personnages.* »

(1) Henry Morel, *loc. cit.*

Je m'arrête; car, ainsi que je vous le disais, le défilé serait interminable. Aussi bien devez-vous être à peu près édifié sur cette partie de mon sujet, qui sera complétée par les quelques mots que j'ai à vous dire de la dernière, et, pour ainsi dire, de la plus basse catégorie de ce groupe de personnages.

Ce sont les *faibles d'esprit*, les *instinctifs* proprement dits, — c'est-à-dire ces individus originellement entachés de *aéfectuosité intellectuelle*, *morale* et *affective* plus ou moins marquée, dépourvus d'instruction, parce qu'ils s'y montrent ordinairement réfractaires, — et chez lesquels les nobles penchants et les aspirations dignes et légitimes sont comme étouffés par la prédominance des *appétits grossiers* et purement instinctifs : ce sont, en un mot, les *imbéciles*, et, à un plus bas degré, les *idiots*.

Vous savez quels *instruments terribles* peuvent être ces gens-là, aux mains d'un dominateur entreprenant et despotique. Jetés par les événements dans certaines conditions

politiques ou sociales d'actions ou d'immix-
tions personnelles, ils sont capables des plus
grands crimes ; d'autant que doués, en général, d'une certaine dose de *fatuité*, ils puisent
dans cette disposition une force nouvelle
pour l'accomplissement des actes vers lesquels
ils sont ou ils se sentent entraînés. Vous
l'avez dit vous-même : « Ces individus deviennent facilement, entre les mains d'hommes intelligents et pervers, des *instruments
excessivement dangereux*, des aides, nous ne
voulons pas dire des complices, d'autant plus
redoutables, qu'ils n'ont pas de volonté propre et agissent irrésistiblement sous l'impul-
sion d'autrui... (1). »

Ce sont ces mêmes gens dont Esquirol
disait, de sa plume de maître : « Ils sont
généralement timides, craintifs et obéissants.
Les malfaiteurs n'abusent que trop souvent de ces fâcheuses dispositions, et se *ser-
vent* de ces malheureux pour *mettre le feu*,
ou pour commettre quelques actions cou-

(1) *Psychologie morbide*, p. 77.

pables, en les intimidant, en les séduisant par l'appât d'une récompense qui flatte leurs sens et leurs appétits... »

Que des individualités de cette nature se soient rencontrées, même en grand nombre, dans la *tourbe* armée de malfaiteurs, de pillards et d'incendiaires, que nous avons vus à l'œuvre, cela ne saurait être mis en doute. Mais, ai-je besoin d'ajouter qu'il y en avait jusqu'au sein de l'*aréopage communeux* siégeant à l'Hôtel de ville? Si je voulais vous en citer, — et s'il y avait à cela quelque intérêt, — je n'aurais que l'embarras du choix ; pour s'en convaincre, on n'a qu'à feuilleter l'une des nombreuses biographies qui ont été données de ces hommes.

Qu'il me suffise de vous en rappeler *un*, d'autant plus dangereux, qu'il cache, sous certains dehors d'élégance et de distinction, sa *véritable nullité* et ses *dispositions instinctives*. — Il a à peine trente et un ans ; il est *ouvrier menuisier*. La faiblesse de son intelligence et de son caractère, jointe à une excessive infatuation, en fait un instrument des

plus dociles et des plus aveugles des résolu-
tions, fussent-elles les plus infâmes, de ses
collègues..... C'est lui qui, au mois d'août
dernier, au moment où se préparaient nos
plus terribles catastrophes, — se fait seul
l'émissaire et l'interprète des exigences de
ses coreligionnaires politiques auprès des dé-
putés de la gauche à l'Assemblée ; il se fait
arrêter *bêtement* (passez-moi le mot) aux
abords du Corps législatif. — C'est lui qui,
préposé à la garde de l'Hôtel de ville, se
vantait sans cesse d'être prêt à toute éven-
tualité extrême, plutôt que de se rendre, —
menaçant de faire sauter, au besoin, avec lui,
ses collègues. C'est lui enfin qui, ne tenant
que trop sa sinistre parole, a allumé l'incendie
et réalisé la destruction de ce monument.

VIII

Je vous disais précédemment avec Guislain :

« Les conditions dans lesquelles vit la
société moderne entretiennent un état
d'excitation cérébrale qui ressemble assez à
l'*ivresse*... »

Or, l'une de ces conditions, — et ce n'est
pas assurément la moins efficace, — c'est
l'*ivresse* elle-même, ou, pour mieux dire, les
résultats de l'ivresse.

Si vous ne saviez, mon cher maître, que je
n'ai nullement l'intention, en écrivant ceci,
d'être complet ni dogmatique, et que je me
complais, au contraire, dans un certain dé-
cousu, vous pourriez vous étonner de ne pas

m'avoir encore entendu parler de l'intervention de l'ALCOOLISME dans l'étiologie ou les
complications des états psychopathiques dont
j'ai eu à m'occuper.

L'*alcoolisme !* n'est-ce pas, en effet, l'une
des causes les plus fécondes, les plus répan-
dues et les plus envahissantes, l'une des plus
terribles dans ses conséquences, des plus irrésistibles dans son action ; — celle qui préside
aux déterminations les plus insensées, parce
qu'elles sont ou tout à fait ou à demi-incon-
scientes ; — qui lève les doutes, tranche les
indécisions, stimule les faiblesses ou les
défaillances, donne aux couards le courage et
le double chez les audacieux ; — cette cause
enfin à laquelle on puise à larges traits et à
lèvres inassouvies, — car elle a des attraits
infinis, et loin de calmer la soif, elle l'excite
et la réveille!..

L'*alcoolisme!* ne l'a-t-on pas vu partout et
comme dans une *personnification armée*, en
ces temps de fatale mémoire, — se traînant
dans les rues de la cité, — sur les remparts,
— près des casernes, — dans les avenues et

les jardins dévastés des banlieues ; — trônant à sa façon dans les palais, souillant les églises, s'agitant et vociférant dans les réunions publiques ; — titubant sous la tunique sordide, le fusil sur l'épaule, le hoquet à la bouche, mêlé à des lambeaux de *Marseillaise?*...

Ou bien chevauchant, l'épée au poing et couvert de galons, mal assis et chancelant sur des montures de race nouvelle, la race des *réquisitionnées*, étonnées et honteuses d'un pareil fardeau?.. Tout le monde a vu cela, tout le monde en a parlé, et c'est pourquoi je n'en parlais pas.

Mais derrière ces effets évidents pour tous les yeux, derrière ces apparences grossières, saisissantes, il y a, pour l'observateur qui ne s'arrête pas aux surfaces, une autre manière d'être et comme une autre *modalité alcoolique*, qu'il nous importe ici de ne pas omettre.

C'est encore à la *prédisposition individuelle* qu'il faut remonter, en ce cas, pour bien s'expliquer les choses. L'erreur que je vous signalais ailleurs relativement à la croyance vulgaire que le *dérangement mental* d'un individu est presque toujours dû à l'événement ou aux circonstances qui en marquent l'*apparition*, — se reproduit à propos de l'*état alcoolique* : — Voici un homme qui est sous l'influence morbide de l'alcool; pourquoi? — C'est, dit-on, qu'il a l'*habitude de boire*; et l'on ne va pas plus loin dans la recherche de la cause : c'est s'arrêter à mi-chemin.

Mais que l'on se demande *pourquoi* cette habitude, et qu'on se livre à de sérieuses investigations pour résoudre cette question, — souvent, le plus souvent on sera conduit à cette réponse :

Cet homme porte en lui-même, en son organisation morale, une disposition qui l'excite, et l'entraîne *irrésistiblement à boire*; cette disposition morbide est *antérieure* à celle que crée, à son tour, l'habitude alcoolique; de telle sorte que l'une succède en réalité à l'autre, et que leurs effets s'ajoutent ensuite et se compliquent, pour ainsi dire, mutuellement. — Il est facile de comprendre combien cet état complexe, qui contient à la fois les manifestations de l'alcoolisme et celles d'une prédisposition psychopathique, les premières participant d'ailleurs des secondes dans leur forme, combien, dis-je, cet état doit différer, dans sa manière d'être comme dans ses conséquences, de l'état alcoolique simple, résultant des habitudes d'*ivrognerie* sans prédisposition organique appréciable.

Cet état, dans lequel les symptômes de l'alcoolisme, et, pour dire le vrai mot, la *folie alcoolique* vient s'ajouter comme fatalement à l'affection psychique constitutionnelle, nous l'avons rencontré chez quelques-uns de nos *acteurs communeux* prédisposés ; — il existait vraisemblablement chez un plus grand nombre encore, qu'il ne nous a pas encore été permis d'étudier suffisamment à ce point de vue.

Laissez-moi vous rappeler une de ces individualités les plus curieuses assurément, parmi celles que j'ai essayé de vous représenter, et dont je disais : « ...Il ne paraît pas douteux qu'à ces propensions *natives consti-tutionnelles* est venu s'ajouter plus tard un élément nouveau, qui n'a pas peu contribué à leur développement et, pour ainsi dire, à leur exaspération : c'est l'*alcoolisme*... Cela résulte de renseignements précis fournis par un té-moin des *bizarreries* de ce personnage, et des scènes *violentes et non motivées* faites par lui publiquement, manifestations auxquelles les effets et l'habitude de la *boisson* n'étaient pas évidemment étrangers. »

Il s'agit de L..., cet ex-officier de marine dont le rôle *ambitieux* dans les événements derniers vous est bien connu.

Je vous en signalerai un autre dont je ne vous ai pas encore parlé, et dont la place est ici marquée tout naturellement : c'est un Girondin, mais un Girondin de la nouvelle espèce, espèce *commune*. Un témoin qui a pu très-bien l'apprécier par le contact obligé qu'il a eu avec lui, le juge ainsi : « Esprit MAL BALANCÉ, *capable de passer de la terreur rouge à la terreur blanche...* »

Son existence présente, en effet, les plus

singuliers contrastes, les contradictions les plus profondes : il va de droite à gauche, d'une chose à la chose absolument opposée, avec une facilité et une mobilité sans pareilles ; il est à la fois conservateur et révolutionnaire, clérical et communeux, doucereux et violent ; par-dessus tout, AMBITIEUX et désireux de *paraître*. Il est de sa profession vétérinaire, mais il ne soigne en réalité qu'un *dada :* la politique militante et complotante. De plus, il a des habitudes alcooliques, cela n'est pas douteux : « C'est un petit homme au nez fortement bourgeonné, à l'*air aviné*, à la *démarche inquiète*. On dirait, à le voir se retourner à chaque instant et surveiller tout ce qui l'entoure, qu'il est toujours sous le coup d'une rencontre ou d'une découverte fâcheuse... » Ainsi le représente, sans idée préconçue, un autre témoin oculaire ; et cette peinture ne vous rappelle-t-elle pas un peu les allures de l'*halluciné* ? Il a été un des promoteurs ou un des partisans des plus violentes mesures prises et édictées par la Commune ; et il a fait de vains efforts pour se disculper et se faire innocenter par ses juges, car il offre ce caractère particulier aux alcooliques qui n'ont plus à leur service l'aliment habituel à leur excitation : c'est d'être déprimés, comme accablés et surtout saisis d'appréhensions qui touchent à la couardise et à la bassesse. — Il siégeait, à la cour martiale, sur l'un des bancs du milieu, où nous avons vu sa figure fortement empourprée trancher sur les traits pâlis de la plupart de ses coaccusés, — et où ses mains, tenant le papier où il couchait ses notes, nous ont paru assez distinctement affectées du *tremblement* caractéristique. J'ajoute enfin qu'il me serait possible de puiser dans mes renseignements particuliers la preuve que R.... n'est pas entièrement vierge d'*antécédents héréditaires*.

Je pourrais multiplier ces exemples, d'autant mieux que les tributaires de cet état morbide abondent dans ce groupe d'individus ; mais ce serait tomber dans des redites.

Au reste, cette forme d'alcoolisme, qui constitue la manie de boire, l'*œnomanie* ou *dipsomanie* (*furor bibendi*), quoique la plus intéressante et aussi la plus importante, au point de vue psychologique, ne doit pas néanmoins être considérée ici exclusivement à toute autre. Il est incontestable que les manifestations de l'alcoolisme aigu, simple et dégagé plus ou moins de complications constitutionnelles, ont pris une part réelle à la genèse des faits dont nous poursuivons l'étude; mais il importe d'apprécier cette intervention à sa juste valeur et dans son véritable caractère.

Que s'est-il passé, en effet ?

Les habitudes alcooliques et les ravages qu'elles exercent ne datent certes pas de cette époque néfaste ; ces habitudes avaient pris, depuis longtemps, des racines profondes et tenaces dans presque toutes les couches de la société moderne, racines qu'on aura grand'peine à extirper. Mais il est certain que ce terrible penchant, qui est surtout de ceux dont il est permis de dire *crescit eundo*, a trouvé dans les circonstances récentes une occasion nouvelle et des plus favorables à sa satisfaction, à son assouvissement ; la source étant facile, abondante, presque inépuisable, la liberté d'y puiser, c'est-à-dire la *licence*, étant sans entraves, et la soif étant, de son côté, inextinguible, on comprend qu'elle a dû se satisfaire au delà de toutes limites. Toutefois il convient de faire, à cet égard, une restriction.

L'alcool, on le sait, fut, aux mains des *meneurs*, un des principaux moyens, un instrument destiné à produire d'autres *instruments* d'autant plus dociles qu'ils sont rendus aveugles et inconscients. Mais ce moyen est difficile à manier, il peut aisément faire manquer le but, loin de servir à l'atteindre ; l'instrument est toujours près de se briser : un *coup de trop*, une *goutte de plus*, et c'est fait de l'insurgé le plus farouche; s'il ne rit pas, il tombe, et, en tout cas, il est désarmé. Ce danger des plus sérieux ne tarda pas à frapper quelques-uns des grands capitaines de l'insurrection, qui, bien que reconnaissant la nécessité de ce qu'ils appelaient « chauffer les gosiers et les têtes », reconnurent la nécessité non moins impérieuse de ne les chauffer que dans une certaine mesure. Ils essayèrent en combinant les arrêtés répressifs contre les débitants de boissons avec les peines disciplinaires les plus sévères contre leurs soldats. Certes, il était difficile, impossible même d'y parvenir d'une manière complète ; mais, à vrai dire, leurs tentatives ne furent pas sans résultats : aussi vit-on, à un moment donné, les manifestations alcooliques se tenir, en quelque sorte, dans un degré *moyen*, dans une certaine limite, qui peuvent être caractérisés comme il suit :

Le plus grand nombre était dans cet *état intermédiaire* qui est plus que la simple ébriété, mais qui n'est pas encore l'*ivresse complète*, — c'est-à-dire l'anéantissement de l'individu au physique et au moral. Le fond de cet état, c'est une disposition particulière de la volonté, qui prête à celui qui la possède une activité incessante, le pousse en avant, enlève à ses déterminations la réflexion du premier moment, du premier jet, qui les soumet, dans les conditions normales, au contrôle du discernement et de la raison ; disposition qui parfois le porte aux actes les plus indélicats, les plus illicites même ; — en fait, en un mot, l'esclave d'*impulsions irrésistibles* capables des plus graves entraînements.

L'individu ainsi affecté est mobile, taquin, agressif, injurieux, entreprenant, toujours prêt à mal faire ; — pour lui, le vol est chose naturelle, il l'accomplit sans gêne et sans vergogne ; — il est sans pudeur aucune, et il attente aux mœurs avec l'effronterie et le cynisme les plus éhontés ; il perd, oublie ou dédaigne la notion des plus vulgaires convenances.

A un degré un peu plus avancé, si le terrain était déjà préparé, prédisposé, et si l'*hallucination* s'en mêle, c'est-à-dire si l'irrésistibilité des impulsions devient fatale, les actes les plus criminels, l'attentat à la vie des personnes, peuvent être alors réalisés.

Je ne parle pas ici des *variétés* plus ou moins marquées des manifestations alcooliques qui tiennent à une *prédilection* soutenue pour tel ou tel breuvage : ces nuances, ces distinctions qui ont leur raison d'être lorsque l'on considère les sujets isolément, et qui sont surtout très-bien appréciées depuis les belles recherches expérimentales de notre ami M. le docteur Magnan, s'effacent et disparaissent, ou du moins n'ont qu'une importance très-secondaire, lorsque les effets de l'alcoolisme s'expriment par des *manifestations collectives :* c'est le cas dont il s'agit.

En effet, dans ces conditions de véritable *épidémicité alcoolique*, il y avait, pour ainsi dire, une confusion, un mélange de tous les goûts; la prédilection le cédait à la variété ; le choix étant toujours et largement possible, on communiait — qu'on me permette cette expression qui n'a nulle intention d'impiété — sous toutes les espèces à la fois. De là une moyenne de manifestations et une résultante se traduisant par l'état général que j'ai essayé de vous représenter, et qui se résume, en définitive, en un *état permanent d'excitation aiguë.*

Qui ne se rappelle et qui ne reconnaît, à ce tableau, d'ailleurs fort imparfait, le *type* fameux de la *fédération*, qu'on pourrait appeler *alcoolique?* — Et quel est celui qui, ayant pu rester, au milieu de ce chaos, dans la voie normale en toutes choses, n'a pas été *heurté*, dans la rue ou ailleurs, par ce type farouche, — heureux quand il n'a pas eu à compter sérieusement avec lui.

Je ne puis résister au désir de vous donner ici le récit sommaire des aventures courues un jour par l'un de mes plus intimes amis, et où vous puiserez la meilleure idée que l'on puisse avoir de l'atmosphère que nous étions, en ces tristes temps, condamnés à respirer.

« Un jour, un de ces jours trop nombreux, où chassepot, mitrailleuses et canons recommençaient pour la millième fois leur infernal concert du côté de ce qui fut le parc de Neuilly, maintenant un charnier et une ruine, je me dirigeais, dit mon ami, vers la porte Bineau pour aller à mon service d'hôpital. — Cette porte n'était accessible qu'aux *Laissez-passer* spéciaux et motivés. J'en avais un, ou du moins je croyais en avoir un ; rien assurément ne manquait à l'authenticité de cette pièce curieuse, dont l'historique serait

d'un haut intérêt comique et que je conserve comme un souvenir et un document précieux :
— il était orné de tous *les cachets possibles,* paraphé de toutes les signatures *officielles;* et cependant il n'avait qu'une valeur relative, accidentelle, et en quelque sorte contingente. Son efficacité était *entièrement subordonnée au degré d'alcoolisation du poste* de garde, la sentinelle d'abord, les sous-officiers ensuite, enfin l'officier ou les officiers : triple barrière bien autrement infranchissable que le pont-levis.

» Donc, ce jour-là, il me fut facile de prévoir, au premier aspect de la sentinelle avancée, le sort réservé à mon sauf-conduit. A peine l'eus-je montré :

» — Citoyen, grommela une voix caractéristique par sa raucité, — vous ne passerez pas ; faut le cachet rouge...

» — Mais, voyez donc, il y est le cachet rouge, et même le bleu, et même.....

» — Non, non, je ne vois pas... le rouge...

» Parbleu ! comment aurait-il vu ; ses paupières alourdies n'obéissaient plus à la volonté et retombaient forcément sur l'œil qu'elles voilaient.

» Il n'y avait pas à insister.

» Je fis signe à l'un des gardes qui se tenaient ou essayaient de se tenir près du pont-levis ; celui-là eut toutes les peines du monde à arriver jusqu'à moi, et la distance qui nous séparait était au plus de vingt mètres, — tant ses jambes étaient rebelles et sa tendance à rétrograder irrésistible.

» Enfin, il arriva. Je lui demandai un officier ou un sous-officier de service. Il ne comprit pas tout d'abord ma question, que je dus répéter plusieurs fois... Puis, après une longue pause et sortant comme d'un rêve :

» — Ah ! ben oui, citoyen, *le caporal dort, le sergent est malade...; le capitaine, savons pas ous qu'il est...*

» J'avais tout compris, — et je me résignais à la retraite inévitable, lorsqu'un individu fortement galonné, à la façon des officiers d'état-major, franchit la porte, se dirigeant vers le boulevard Bineau.

» — Bon, me dis-je, voilà mon affaire. Et j'allai bravement soumettre mon cas à l'officier brillant.

» Il me regarda, il me toisa, il me scruta de cet œil défiant, moitié louche, moitié farouche, que tout *civil* qui a eu affaire à ces gens-là, ne fût-ce qu'un instant, a connu et ne peut oublier :

» — Vous êtes docteur ? me dit-il brièvement, sèchement; très-bien, suivez-moi.

» — Mais, commandant, je suis pressé d'aller à mon service, mes malades m'attendent.

» — Soit... Mais vous ne passerez pas : — vous avez là des signatures qui ne *signifient rien (sic)* (1); il vous faut absolument la mienne ou celle de Dombrowski... Et d'ailleurs j'ai besoin d'un docteur, *vous faites mon affaire.....*

____

(1) C'étaient les signatures des *pseudo-commandants la place* et *l'état-major de la garde nationale,* avec les cachets appropriés.

Ce disant, nous avions cheminé le long du boulevard Bineau, et nous étions parvenus à un poste situé près d'un petit parc d'artillerie de réserve, au carrefour Bineau et de Villiers.

Là, sans me laisser le temps de répondre, mon officier hèle un jeune garde :

« Conduis ce citoyen, lui dit-il, rue Perronnet, à l'état-major ; — dis que c'est le colonel (c'était un colonel, je m'étais trompé d'un galon), le colonel F.... (je tais le nom, et pour cause), qui l'envoie pour soigner le lieutenant blessé ce matin ; — et ensuite, qu'on lui donne un permis.... »

Et d'un geste inimitable, qui ne permettait pas de réplique, il nous congédia.

Mon guide paraissait intelligent et, qui plus est, dans son état normal,—miraculeuse exception, la seule que j'aie eue à remarquer en ce jour d'*alcoolique mémoire*.

Alors commença pour moi une de ces pérégrinations que l'on n'oublie plus de sa vie, — où chacun de mes pas rencontrait le grotesque mêlé au terrible : — les détritus dégoûtants de l'orgie à côté des sinistres témoignages de la mort ; — les chants et les rires avinés se mêlant aux râles des mourants et aux plaintes des blessés ; — les éclats d'obus faisant leur fatale besogne au milieu des fleurs et des bosquets joyeux ; — les brocs coulant à pleins bords d'un côté, le sang de l'autre, — et le vin se mêlant au sang dans le ruis-seau....

Mais il importe de reprendre dans tous leurs détails les péripéties de cet étrange voyage, pour en tirer tous les renseignements qu'il a pu fournir à mon observation.

Il n'y avait pas de choix à faire dans le chemin à suivre : un seul était non point pra-ticable, mais ouvert, c'était la rue dite de la *Mairie;* nous nous y engageâmes. Cette rue, qui mène à la mairie de Neuilly, est plutôt, comme la plupart des voies pratiquées dans le parc, une petite avenue entourée de jar-dins clos de murs plus ou moins élevés ; il nous eût fallu côtoyer ces murs pour nous abriter autant que possible contre les balles et les éclats d'obus; mais cela ne se pouvait pas, car les contre-allées étaient littéralement jonchées de *fédérés* étendus à terre et roulés dans la poussière, dont ils étaient imprégnés et salis de la tête aux pieds; on eût dit des êtres privés de vie, si un ronchus particulier et presque général n'eût annoncé qu'ils n'avaient que la *mort de l'ivresse complète*. Pour cheminer à cet endroit, il aurait fallu piétiner ces corps inertes, si nombreux qu'ils se touchaient....

Il y en avait également, en assez grand nombre, au milieu de la voie, tellement *inconscients* du danger, qu'ils restaient absolument indifférents à la chute incessante des projectiles, et presque *insensibles* aux blessures qu'ils recevaient passivement.

Des marmites renversées, des bidons épars, des sacs, des fusils, des débris de bouteilles, tout cela gisait pêle-mêle au milieu et à côté de ces *sacs humains*, car on eût dit des sacs de plâtre ou de farine jetés et abandonnés dans la poussière.

J'aperçus aussi dans le tas quelques femmes

cuvant également, à terre, leur alcool, et reconnaissables aux longues mèches de leurs cheveux déroulés....

Nous eûmes grand'peine, on le comprend, à sortir de cet endroit, et surtout à en sortir sains et saufs, ne pouvant en aucune façon, à cause de ces impedimenta, nous abriter contre la pluie de fer qui inondait ces lieux.

Mon conducteur, visiblement honteux de ce dégoûtant spectacle, me lança, d'un air embarrassé, ces seules paroles :

« Il est joli, le bataillon de réserve!... »

C'était donc la *réserve*... sur le corps de laquelle nous venions de passer.

Tout à coup j'entendis ce cri : « *A plat ventre*, contre le mur à droite!... »

Puis l'horrible sifflement que nous avons si bien appris à connaître, suivi d'un bruit d'effondrement épouvantable; je me sentis comme enseveli sous des ruines. — Nous venions, en effet, d'être recouverts par des platras et des fragments de pierre dont nous cûmes grand'peine à nous débarrasser; je me relevai tout meurtri, mais vivant et en possession de tous mes membres.

Nous touchions à la fameuse rue Perronnet; là, les obus tombaient sans trêve, et je croyais entendre des milliers de serpents siffler à mes oreilles, tant les balles arrivaient nombreuses.

J'eus — pourquoi ne pas l'avouer, et qui me jetterait la pierre? — j'eus un moment et même un mouvement d'hésitation.

Mais ce que je vis et entendis aussitôt autour de moi m'arracha rapidement à ce mouvement instinctif, et m'inspira un de ces courages à l'abri de toute défaillance que peut seul donner l'oubli momentané du péril qui vous menace.

Un piquet d'une douzaine d'hommes passait, l'arme au bras, chantant à pleine voix, avec l'accent et les allures de la plus folle gaieté... l'un de ces hommes se mit à *danser* hors des rangs, il fut immédiatement jeté à terre par une ou plusieurs balles et tué roide!... il n'attira pas même l'attention de ses camarades qui continuèrent leur marche et leurs chansons.

Puis vint une *victoria* élégante occupée par deux officiers, fort galonnés toujours..., lesquels étaient nonchalamment étendus, comme sur les bords du Lac, le cigare aux doigts et l'éclat de rire aux lèvres.

Le cheval marchait au pas....

Et les balles sifflaient toujours, et les mitrailleuses grinçaient, et les obus continuaient à éclater tout autour de nous, effondrant les maisons et *coupant les hommes en deux*.

En effet, à ce moment même, voici le spectacle qui s'offrait à nos yeux, dans un jardin, à travers une immense brèche pratiquée dans le mur de clôture.

Ils étaient là un grand nombre (je ne puis dire au juste, car il m'était, on le conçoit, difficile de les compter) se tenant par la main, chantant ou plutôt vociférant et dansant en rond autour d'un objet posé au milieu d'eux sur une estrade, — objet que je ne pus tout d'abord distinguer clairement et définir, mais dont les formes, quelque indécises qu'elles m'aient apparu alors, se sont depuis représentées à mon souvenir comme étant celles de la *barrique bordelaise*.

Oui, c'était bien la déesse pansue dont ils célébraient les généreuses, trop généreuses largesses.

Eh bien, à ce moment, disais-je, un sifflement sinistre s'était fait entendre, suivi d'un horrible vacarme....

Les hourrahs redoublèrent, les chants reprirent avec une énergie, je pourrais dire avec une sauvagerie nouvelle ; la ronde devint échevelée, vertigineuse..., et cependant elle n'était déjà plus au complet : plusieurs *danseurs* gisaient à terre, — une terre rouge à la fois de vin et de sang....

— J'aperçus distinctement deux de ces *bacchantes-hommes*, mais un, surtout, qui paraissait horriblement mutilé et dont les derniers râles se mêlaient au diabolique concert.

Les chants et les danses continuèrent... Je venais d'être blessé moi-même au pied gauche, je m'en étais à peine aperçu ; j'avais subi la contagion de l'indifférence au danger et de l'insensibilité à la douleur.

Le fait est que je n'avais plus peur; je ne sais dans quel oubli de la réalité *normale* j'étais tombé, au milieu de cette réalité factice et étrange à laquelle j'assistais comme inconscient et hébété.

Nous avions toujours suivi le côté droit de la rue Perronnet, en rasant les murs, et nous étions parvenus à notre destination ou plutôt en face de notre destination, car il s'agissait de traverser maintenant la rue pour atteindre le n° 31, siége de l'état-major.

C'était la plus périlleuse tâche de ce dangereux et interminable voyage : traverser, en effet, la rue, c'était se jeter, en quelque sorte, au travers des balles et presque dans la mêlée; car un combat avait lieu, en ce moment même, aux barricades Inkermann et Perronnet, — là, à quelques pas de nous; — j'y assistais, pour ainsi dire.

Il me fallait être brave jusqu'au bout. Du reste, j'avais toujours autour de moi les mêmes manifestations d'indifférence joyeuse et folle : ces hommes, piqués de je ne sais quelle tarentule (pardon, je le sais, je le sais trop !) continuaient à chanter et à danser, en attendant et en défiant la mort....

J'allais traverser :

« Attendez, me dit mon guide en me retenant par le bras, encore un obus.... »

Pour la centième fois, *le ventre à terre,* nons attendîmes que le monstre de fer eût éclaté et fait son œuvre.

Celui-là eut encore pitié de nous.

« Faites comme moi », reprit alors mon fidèle compagnon, dont je ne saurais assez me louer. Et il traversa prestement la rue, sur ses mains et sur ses pieds, autrement dit à *quatre pattes.*

Par un sentiment de fierté, qui eût pu m'être fatal, je ne fis pas comme lui : je passai rapidement, non pas, peut-être, la tête haute, mais les mains à leur place.

La vie était encore sauve... et avec elle ma dignité, car je n'étais pas descendu, même pour une minute, au rang de quadrupède.

7.

Une large porte-cochère s'offrait à nous, occupée par de nombreuses sentinelles échelonnées, au regard plein d'une farouche défiance...; songez donc, un *pékin* en ces lieux !

Un mot ou un signe de mon guide levait les doutes, aplanissait les difficultés, et nous passions.

Nous arrivâmes dans une petite cour où je fus laissé seul, pendant que mon guide pénétrait dans une chambre au rez-de-chaussée, pour y préparer sans doute mon entrée et faire part de l'objet de ma mission.

Je n'avais point changé de milieu; c'était toujours le même tableau : la petite cour était jonchée de victimes de... Bacchus; on y riait, on y chantait, on y dansait; on y cuvait aussi le *trop-plein*, en ronflant; on m'appelait, moi *pékin* : « *Mon général...* », tellement ces gens qui, assurément, n'étaient plus des hommes, avaient perdu la notion des formes et des objets extérieurs qui devaient leur être les plus familiers.

Les obus tombaient toujours, et l'on entendait le fracas continu de l'effondrement des maisous voisines....

Il est probable, il est même certain, à en juger par cette pluie de projectiles, que cette maison était un *objectif*, à cause de sa destination à l'état-major, destination connue, sans doute ; mais elle était parfaitement abritée, surtout du côté de la petite chambre servant de bureau, dont le choix était très-bien calculé pour cet usage. Je n'y vis point arriver, en effet, un seul éclat de projectile pendant le séjour que j'y fis d'une grosse demi-heure, séjour qui me parut, néanmoins, fort long.

Enfin, je fus introduit dans le *sanctuaire* : une petite chambre carrée à laquelle on arrivait par trois ou quatre marches ; au milieu de la chambre, une grande table, et sur la table beaucoup de papiers et plusieurs verres... vides ; enfin, quelques chaises....

Cinq ou six individus, *perchés* sur des bottes immenses et galonnés sur toutes les coutures, s'agitaient affairés, paraissant donner des ordres, se disputant, et, en tout cas, vociférant à vous... étourdir, avec des voix d'une raucité caractéristique et des figures dont l'expression et l'animation trahissaient une autre cause que les préoccupations et les fatigues du service.

Tout ce qui se passa, sous mes yeux, dans cet étrange lieu, au milieu de ce tohu-bohu, durant le quart d'heure où j'y restai, debout et sans qu'on s'y occupât de moi, — ma présence paraissant même ignorée, — je ne le rapporterai pas, pour ne pas allonger démesurément ce récit déjà trop étendu, peut-être.

Mais il est un incident que je ne dois pas omettre, car il est de ceux qui sont destinés à éclairer ces recherches.

Un capitaine des *fédérés* (képi à trois galons) venait d'entrer précipitamment, et prenant à partie un des personnages bottés et galonnés : « Je viens vous avertir, dit-il, que toute une compagnie du bataillon..., refusant d'obéir aux ordres donnés, s'est enfermée et barricadée dans une maison de la rue d'Orléans, et que plusieurs coups meurtriers sont déjà partis de cette maison. »

A ces mots, le personnage auquel s'adressait ce rapport, pris comme d'un subit accès de rage, le visage rouge de colère et l'œil en feu, s'écrie : « N.. de D... où sont--ils ? je m'en charge. .. » Et il s'élançait *par la fenêtre*.

« Prenez garde, reprit le capitaine, en le retenant et en essayant de le contenir, si vous y allez seul, votre affaire est sûre.... Il faut, au moins, cent hommes et deux canons...; la maison, je le répète, est barricadée....

— Allons donc ! reprit vivement le trop fougueux officier du ci-devant état-major, deux hommes déterminés... comme moi...

Et m'apercevant :

« Que veut ce citoyen ?... continua-t-il toujours avec la même excitation et une activité verbale qui n'avait d'égale que celle de ses bras et de ses gigantesques bottes toujours en mouvement.

— Monsieur l'officier, répondis-je, un peu interdit je l'avoue, et mal à l'aise dans cette atmosphère, on a dû vous dire que le colonel F.... m'envoyait ici pour.... »

— Ah ! oui, très-bien, reprit-il vivement sans me laisser achever..., un permis... service d'urgence.... »

Et prenant un air des plus aimables, avec un ricanement spasmodique qui contrastait singulièrement avec le mouvement impulsif et furieux de tout à l'heure :

« Certainement... citoyen docteur..., avec plaisir... avec plaisir..., tout ce que vous désirerez.... Vite, vite, un permis... d'urgence », ajouta-t-il en s'adressant à un individu attablé, moins galonné et la plume à la main.

Et pendant que celui-ci écrivait, l'officier *aux bottes* continuait à s'agiter, à gesticuler... et à crier des paroles brèves, mal articulées, sans suite....

Lorsque j'eus en mains ledit permis, j'essayai d'attirer l'attention du *mobile* officier par un salut et un merci réitérés : car il ne me parlait pas du blessé pour lequel j'étais, en somme, envoyé ; ce fut impossible ; il était ailleurs... partout où *l'alcool* mène une tête en délire.

J'en profitai pour sortir, ou plutôt pour me
dérober..., ce que je fis sournoisement et
prestement. Et une fois la porte de cet Enfer
franchie, je marchai tête baissée, toujours au
milieu des obus et des balles, et sans regarder
une seule fois derrière moi, bien que n'étant
pas un des héros de M. de Ségur et n'ayant
pas des centaines de lieues à faire... »

Ce petit épisode ne nous a pas, vous le
voyez, éloignés de notre sujet; il est, au contraire, des plus instructifs, car il nous montre,
sous tous ses aspects et presque à tous les degrés, les influences et les manifestations de l'alcoolisme, depuis ce que le narrateur appelle,
avec beaucoup de justesse, la *mort apparente
de l'ivresse*, jusqu'aux phénomènes d'excitation les plus complets et les plus violents.
On assiste, en frémissant, à ces manifestations
impulsives, *involontaires* d'une gaieté véritablement *folle* ; à ce défi inconscient du danger
et de la mort qui constituent artificiellement
une bravoure et une audace à toute épreuve ; à
ces chants et à ces ricanements démoniaques;

à ces danses effrénées, échevelées, au milieu des blessés et des mourants, abandonnés et foulés aux pieds.. ! Et enfin ne retrouve-t-on pas dans les allures, les actes et les propos mi-incohérents de l'officier dont il s'agit, tous les témoignages de cet état d'excitation alcoolique qui touche au délire, et auquel l'un de ses traits les plus caractéristiques ne manque même pas : la propension irréfléchie et irré-sistible à se précipiter par la première issue qui se présente.

IX

Après avoir parcouru, dans l'examen des *individualités* plus ou moins marquantes de l'époque dont nous nous étions proposé l'étude, la plupart des degrés intermédiaires des psycho-pathies, nous arrivons finalement aux faits qui appartiennent à la *maladie confirmée.* Ces faits, pour être moins nombreux que les autres, n'en sont pas moins très-intéressants en ce qu'ils montrent que la *folie vraie*, la folie qui éclate à tous les yeux, peut courir le monde, même et surtout le monde de la politique, s'y faire accepter et y jouer un rôle : je vous les livre presque sans commentaires, dont ils n'ont, d'ailleurs, guère besoin.

Connaissez-vous les *Fusionniens ?* J'avoue

que cette secte m'était absolument inconnue avant les derniers événements, et les recherches auxquelles j'ai été entraîné par cette étude. Il y a, en effet, un *fusionnien* parmi les sujets que j'ai à vous présenter, c'est-à-dire un disciple d'une sorte de *religion mystique*, inventée et prêchée par un M. de T..., et qui est, à ce qu'il paraît, un composé, un amalgame, une *fusion*, comme son nom l'indique, de toutes les religions.

C'est là, du reste, tout ce que je puis vous en dire. Voulez-vous un échantillon du langage qu'elle inspire à ses adeptes ; voici les fragments d'une lettre que j'emprunte à l'excellent livre de M. Jules Clère (*les Hommes de la Commune*, etc.) :

De Paris-Jérusalem, le 1er janvier 1868
ou 23 de l'Ère Fusionienne.

« *A la vénérée famille X... propriétaire à*
» *Paris, pour la réalisation du règne de*
» *Dieu, sur la terre comme au ciel, salut et*
» *amour* ».

Cet en-tête pourrait, peut-être, vous suffire ;

mais j'ajoute encore quelques mots à cette
citation, pour vous édifier complétement :

« .... Je vous prie, vénérée famille, de me
» permettre de ne faire qu'un avec la
» mienne, pour vous saluer aujourd'hui
» autrement que par l'habitude ordinaire
» des membres de la société présente ?
» Très-chère et bien-aimée famille ! L'an-
» née qui vient de s'*écoulé* étant la récapitu-
» lation des années qui l'avaient généré; de
» même aussi notre siècle est la récapitulation
» des siècles antérieurs qui se produisent.
» .... Aussi par cette raison : Grâces soient
» rendus aux siècles et aux années qui ont
» produit tant de belles et bonnes choses.

.   .   .   .

« .. Grâces soient donc rendus à tous vos
» ancêtres qui vivent en vous ! Et grâces
» soient rendus aussi à vous et à vos descen-
» dants, par nous, et par nos descendants
» dans lesquels nous demandons à Dieu
» de nous faire vivre de plus en plus heureux
» par la reconnaissance, afin de glorifier à

» toujours les représentants de Dieu sur la
» terre comme au ciel !

   » Ainsi soit-il !

   » Pour ma famille, B.... *Enfant du règne*
» *de Dieu et parfumeur*, à Paris, rue, etc. »

Est-ce clair ? et ne vous semble-t-il pas
avoir reçu, pour la millième fois, cette élucu-
bration d'un de nos malades de Bicêtre ? Elle
est l'œuvre du citoyen B.... nommé à la *Com-*
mune par plus de dix mille voix.

La *manie mystique* dont il est affecté avec
une teinte de *démence* se révèle aussi bien
dans ses actes que dans ses productions épis-
tolaires : on le voyait, dans ces dernières
années, se rendre fréquemment, et avec une
certaine régularité, sur les tombes d'inven-
teurs ou de fabricants de religions nouvelles,
tels que le Père Enfantin, J. Journé, Saint-
Simon, et là, prononcer des allocutions *in-*
spirées et se livrer à des simagrées *mystiques*.

Son langage est aussi *pompeux* que vide ;
et il affecte une tenue et une démarche pleines

de *majesté*, comme s'il voulait faire dire de lui ce qui a été dit de la déesse : «.... *incessu patuit.. B.* » ; enfin, comme complément logique de cette propension à jouer un rôle extra-naturel, et surtout à paraître le jouer, B.... semble aimer passionnément les affublements *voyants* ; il a trouvé de quoi satisfaire pleinement ses goûts dans les emblèmes *rouges-sanguins* de la Commune ; aussi en use-t-il sans ménagement ni pour sa poitrine, ni pour son dos.

Un soir, je voyais passer sur la place de l'Hôtel de Ville trois ou quatre personnages qu'on disait, autour de moi, très-importants ; l'un d'eux attira particulièrement mes regards ; il était littéralement couvert de *rouge*; je ne sais au juste combien d'écharpes se croisaient en plusieurs sens sur sa poitrine, — mais une de plus n'y aurait certainement pas trouvé place ; — en cet état, il marchait avec une inexprimable majesté, portant la tête haute et droite, le visage couvert d'une barbe presque blanche et affectant un sérieux imperturbable ...

Je ne pouvais tenir le mien et il m'était difficile, dans ces dispositions, de m'informer directement auprès de voisins inconnus ; — mais bientôt, j'entendais passer de bouche en bouche le nom du personnage si plein de majesté et de.. rouge : c'était B... le *fusionnien*, enfant du règne de Dieu, et... parfumeur !

A côté de ce type vient se placer comme de lui-même le docteur P...

Un docteur, proh Pudor ! La médecine n'en défend pas ses enfants ! Celui-ci est plus qu'un disciple, c'est le propre créateur d'une secte à laquelle il a donné son nom, comme Saint-Simon.

A créer des religieux le docteur P... devait se connaître, car il avait quitté le froc, après avoir été bel et bien ordonné prêtre ; et il ne put résister sans doute à la satanique tentation de faire du schisme et concurrence au Dieu qu'il avait abandonné ; — il le brûla si bien, que ses prédications, entachées du communisme et de l'athéisme les *plus purs*, lui valurent les éloges publics du grand Maître, Proudhon.

Les questions politiques ayant pris plus de place dans ses prédications que les sujets de théologie pure, le docteur P... fut condamné et déporté après le coup d'Etat de 1851.

A son retour, le prophète redevint, en apparence du moins, médecin, et il essayait de pratiquer dans un des principaux arrondissements de Paris, lorsque survint la révolution du 4 septembre. Son passé et l'occasion devaient fatalement le ramener sur la scène politique ; il y entra de plain-pied avec ses inclinations personnelles aux idées excessives, extravagantes, révolutionnaires, et aussi avec ses rancunes.

Malgré son âge, qui n'est certainement pas très-éloigné de soixante ans, il était fréquentateur assidu des réunions publiques, et il se fit particulièrement remarquer au club de l'Ecole de médecine, où tant d'*esprits égarés* se donnèrent rendez-vous et carrière, et qu'il présidait habituellement. Nous avons vu là ce grotesque vieillard parader dans la chaire de la Faculté, dans laquelle il paraissait tout fier de s'asseoir; son regard avait quelque chose d'indécis et de louche, qui trahissait la dissimulation; et, en effet, derrière l'air béat qu'il conservait sans doute comme un souvenir inévitable de sa première vocation et de ses anciennes pratiques, se cachait une réelle propension à la *violence* des intentions et des actes ; en l'observant attentivement, on le voyait sourire en dessous aux doctrines et aux motions extrêmes; et souvent il les appuyait de sa voix tremblante et légèrement nasonnée; ces tendances trouvent une nouvelle confirmation dans l'attitude du docteur P... au sein du Comité de salut public, relativement à la loi des otages :

« La grande question en ce moment, disait-il, est d'*anéantir nos ennemis*....; il faut instituer un tribunal qui juge *et qui fasse exécuter les arrêts.* »

Aussi le docteur P... était-il véritablement *dangereux*, et, à ce titre, il diffère sensiblement du personnage précédent, le nommé B..,

bien que nous ayons cru devoir les rapprocher,
à raison des idées réformistes, en religion,
qu'ils ont pratiquées l'un et l'autre, des allures
de *prophète* qu'ils affectaient, et de la mission surnaturelle dont ils se disaient inspirés.

Les abbés, certains abbés s'entend, les
abbés défroqués, déclassés, c'est-à-dire ceux
qu'un état psycho-pathique plus ou moins
confirmé prédispose aux déterminations irré-
fléchies et anomales, devaient décidément
jouer un rôle dans cette orgie politico-sociale :
je veux vous en donner ici un nouvel
exemple qui, pour ne pas être puisé dans le
milieu parisien, ne s'en rapporte pas moins
à des faits connexes avec ceux qui se sont
produits à Paris. Cet exemple m'a été
signalé par mon ami, M. Langlet, interne à
l'hôpital Beaujon.

Il s'agit de l'abbé C.... (son nom représente le qualificatif d'un certain bonnet
dont on se sert la nuit); après des manifestations prodromiques qui lui avaient valu
nombre de réprimandes et de changements

de cure, l'abbé C.... dut être finalement interdit et séquestré dans un asile. Il était à Bicêtre, au moment où s'apprêtait le siége de Paris, et il donnait alors les signes d'un *état maniaque avec embarras de la parole et prédominance de délire ambitieux;* en un mot, il paraissait atteint, autant que nos renseignements nous permettent de l'affirmer, *de paralysie générale avec folie,* à une période intermédiaire. La chose importante et certaine, c'est qu'il était dûment atteint d'un *état mental* confirmé.

Or, à ce moment, on dut, en prévision des éventualités militaires, se préoccuper de l'évacuation de l'asile de Bicêtre, et un convoi de malades fut organisé pour être transférés en province. L'abbé C...., qui faisait partie de ce convoi, parvint à s'évader en chemin. Que devint-il et où le retrouve-t-on? On le retrouve à Saint-Étienne, à la tête du *mouvement communeux,* que vous savez avoir éclaté dans cette ville, en même temps qu'à Lyon et ailleurs.

Je n'ai pu être suffisamment édifié sur les antécédents héréditaires de l'abbé C....; — mais il m'est permis de vous dire qu'il agissait à Saint-Etienne de conserve et en conformité de vues avec *un de ses frères*.

X

Si quelque chose peut montrer l'incroyable état de trouble et d'aberration dans lequel sont plongés, à un moment donné, les habitants d'une grande ville, fût-elle la première ville du monde, c'est assurément l'histoire du citoyen A... (Jules), lequel a administré, d'après le vote, durant plusieurs mois, l'un des plus *aristocratiques* arrondissements de Paris; je dois à la vérité de dire que les aristocrates y étaient alors en petit nombre.

Le citoyen A... (Jules) est, d'ailleurs, bien connu, et personne ne songerait, je crois, à nier son cas; il appartient depuis longtemps, de droit, à la pathologie mentale, et je n'eusse fait que le signaler ici, n'était l'intérêt *nosologique* que présente son observation, dont il

m'a été permis de remonter le cours assez loin
dans le passé, grâce à l'aimable obligeance
de mon excellent ami le Dʳ Bouchereau.

Il y a environ six ans, on voyait, dans un
des préaux de Bicêtre, se promener dans un
état d'agitation violente un homme d'une
quarantaine d'années, au front large, découvert, au regard hautain et dédaigneux, portant toute sa barbe longue et négligée, à
laquelle venaient se mêler ses cheveux droits
et aplatis sur les tempes ; il parlait sans cesse,
et tenait les propos les plus *incohérents*, dans
lesquels prédominaient les *conceptions ambitieuses* :

« Il est Dɪᴇᴜ ; il tient tout sous sa domination ; il va tout changer, tout réorganiser
dans la société ; il n'y aura désormais plus de
pauvres, plus d'ignorants etc., etc... » Sa
parole est manifestement *embarrassée* ; son
excitation est telle, le désordre de ses idées et
de ses actes est si grand, qu'il néglige tout
soin de toilette et de propreté, il devient
même *gâteux* à la façon des maniaques et des
déments.... »

8.

Cet homme, ce *malade* n'était autre que Jules A...

Comment en est-il arrivé là, et à travers quelles péripéties ?

C'est durant la révolution de 1848 à 1849 que paraissent s'être révélées les premières manifestations de son *état mental :* dès cette époque, en effet, on ne le jugeait pas *sain d'esprit* parmi ses amis, et l'un de ces derniers actuellement député a avoué que, depuis ce moment, A... lui avait toujours paru *malade.*

Fort mêlé à la politique, il posa, à plusieurs reprises, sa candidature à la députation ; la *singularité* de ses idées, non moins que l'exagération de ses principes, l'empêchait de réussir ; — ainsi que le fait très-judicieusement remarquer mon ami Bouchereau, on était probablement *plus difficile* que de notre temps !

Vers l'année 1851, la maladie se caractérisa davantage dans ses progrès et dans sa forme : A... eut *deux accès de délire maniaque avec prédominance d'idées ambi-*

tieuses, et il dut être séquestré dans un asile. Sorti dans un état d'amélioration relative, il s'adonna, avec une ardeur qu'il est permis d'appeler *morbide*, à ses projets de réforme politique et sociale, projets qui s'adressaient surtout à l'*éducation*. Il avait entrepris, naturellement, de changer la société par la base, et c'est aux tous jeunes enfants qu'il désirait consacrer son temps. Ce qui a transpiré d'un procès politique dans lequel nous allons le trouver impliqué semble prouver que ce n'est pas toujours pour des *leçons de morale* qu'il se consacrait aux enfants, — et que ses enseignements de *physique universelle* ne comprenaient pas précisément la *pratique de la pudeur*. Cette remarque n'est pas indifférente, car elle ajoute un trait de plus à l'ensemble des phénomènes qui caractérisent, dans son *espèce*, l'état morbide dont il s'agit ; ce trait est relatif à un certain degré de *perversion morale* entraînant des actes libidineux.

Quoi qu'il en soit, étant données les dispositions de A..., et la voie où elles le poussaient, il ne pouvait guère échapper à la participation à certaines menées politiques : aussi fut-il impliqué dans le complot de l'Hippodrome et de l'Opéra-Comique. Sa tenue aux débats du procès fut facilement remarquée et appréciée dans ce qu'elle avait d'*excentrique* et d'*anomal*, et il obtint assez facilement le bénéfice des circonstances atténuantes : il fut condamné à huit ans de bannissement.

Là, nous le perdons de vue ; mais nous le retrouvons, à sa rentrée en France, poursuivant ce qu'il appelle lui-même son *sacerdoce* de réformateur social.

Je ne ferai que rappeler sa fameuse invention du *télégraphe escargotique* fondée sur certains attributs (?) de l'*escargot* dit *sympathique*, et qui lui a valu une notoriété toute caractéristique dans le public parisien ; j'ajouterai seulement, à ce propos, pour montrer ce qu'un esprit des moins *sensés* peut exercer sur un esprit des plus distingués, j'ajouterai, dis-je, que cette invention trouva crédit auprès de M. Emile de Girardin (1).

(1) J. Clère (*loc. cit.*), p. 16.

Dans le courant de l'année 1865, de très-vives discussions s'élevèrent entre A.... et son propriétaire, lequel tenait un gymnase aux Champs-Élysées ; tous les torts, à la vérité, ne semblaient pas être du côté d'A.. ; mais sous l'influence d'un état de délire manifeste, il se livra à de telles démonstrations que sa séquestration fut regardée comme nécessaire. Il fut conduit à Bicêtre, et y donna les signes de ce *violent état maniaque* avec prédominance d'idées ambitieuses, que nous avons représenté plus haut dans ses traits essentiels. Nous avons vu notamment les progrès du mal en être arrivés alors jusqu'à produire l'*incontinence absolue* des déjections ; aussi des personnes peu familiarisées avec la pathologie mentale considéraient dès lors A... comme parvenu *au dernier degré* de la *paralysie générale*, et il est permis d'avouer qu'on y était jusqu'à un certain point autorisé par l'apparence des choses. Cependant les phénomènes d'agitation s'atténuèrent peu à peu, tandis que les troubles de la motilité allèrent diminuant de leur côté ; mais on vit, en revanche, se montrer plus à découvert, plus *à nu*, les signes de l'affaiblissement des facultés intellectuelles, en particulier de la *mémoire*, l'incohérence, et en un mot, la *démence* avec le *cachet ambitieux*.

A... quitta Bicêtre pour Charenton.

Plus tard on le voit reparaître sur la scène plus attractive pour lui que pour tout autre des réunions publiques, où il continue à apporter ses projets *de réforme sociale*.

En 1869, sorti à peine de Charenton, il institue à Belleville des *conférences socialistes* et tente de se faire élire à l'Assemblée, mais n'y peut réussir ; cette même année, il faisait partie du bureau qui s'était constitué au gymnase Triat pour soutenir la candidature d'Althon-Shée ; il eut, à ce bureau, une tenue presque *scandaleuse*, et l'on se demande comment il put y être toléré.

Les circonstances devenant de plus en plus favorables aux exhibitions des idées et des projets de la nature de ceux que colportait A..., il devint un candidat *sérieux* aux élections *communeuses*, et il fut élu dans le VIIIe arrondissement (faubourg Saint-Honoré), à l'administration duquel il se consacra presque entièrement. Il parvint, sans peine, à y porter au plus haut degré le désordre qui régnait alors partout.

A la mairie où il *trônait*, il répandait à profusion des prospectus-programmes pour la fondation de grands bazars municipaux où tous les citoyens trouveraient à se pourvoir; qu'il eût des adeptes, même nombreux, qui songerait à s'en étonner ?.. Il parlait toujours, toujours, sans cesse, de façon à ne pas laisser la moindre place à son interlocuteur; — il écrivait, si c'est possible, encore davantage, et tout le monde a pu lire les longues et souvent incohérentes élucubrations dont il tapissait les murs, et qui avaient principalement trait à l'éducation par la gymnastique des femmes et des enfants.

Enfin, il en vint si bien à manifester son état mental auprès de ses collègues eux-mêmes de la Commune, que ceux-ci le firent arrêter et conduire à Mazas, d'où il ne tarda pas à être transféré à Charenton.

On lui prête, durant ce petit voyage, un mot qui, s'il n'est pas vrai, est certainement vraisemblable, et en tous cas, bien trouvé :

« *Pourquoi n'y mène-t-on pas aussi les autres !* »

Voilà, cher maître, un fait que vous trouverez assurément intéressant, à plusieurs égards, mais surtout au point de vue nosologique : c'est un de ces cas, beaucoup moins rares qu'autrefois, parce qu'on les connaît mieux, de paralysie générale à *longue échéance*, autrement dit, à longues *rémittences*.

Pour clore cette liste déjà longue, quoique incomplète, je vous rappellerai, — mais je ne ferai que vous rappeler, sans autres détails, ayant de sérieux motifs d'agir ainsi, — cet autre membre du *groupe communeux*, que sa provenance de famille, son instruction et son titre professionnel ont pu faire regarder comme fourvoyé jusqu'au moment où la *ma-*

ladie mentale a éclaté chez lui, de la façon la
plus claire, presque sur les bancs de la cour
martiale. Les effets de la justice qu'il a eu à
encourir ont dû faire place aux nécessités de
l'intervention médicale.

XI

Je m'arrête ici, mon cher Maître, bien loin
du but, je le sais, mais avec l'espoir d'avoir,
au moins, réalisé ma principale intention :
restituer au mot « folie » sa véritable acception, son acception scientifique, au lieu
du sens métaphorique et, si je puis ainsi dire,
mondain, qu'on y attache, surtout dans le cas
dont il s'agit; montrer que ce mot qui est dans
toutes les bouches, à propos des derniers événements, est aussi dans la *réalité*, pourvu que
l'on sache considérer cette réalité dans ses
degrés divers, et surtout dans son influence
prédisposante. La distinction qu'il convient
de faire, à ce sujet, et que nous avons si fréquemment rappelée, ne saurait mieux être
exprimée que par la désignation d'état mental

fonctionnel, de folie *fonctionnelle*, que M. le professeur Lasègue emploie par opposition à l'état mental *organique*.

Et maintenant, me dira-t-on, que conclure de tout ceci ? — Rien, pour ma part.

Eh quoi ! pas même un mot de l'inévitable question de la RESPONSABILITÉ. Non, par ma foi ; cette question ne me tente pas ; elle a beau se dresser devant moi, elle a beau me provoquer, je ne lui répondrai pas. Ce n'est pas qu'il soit difficile de discourir sur ce sujet, on le peut faire éternellement. Mais cette question est de celles qui, à mon sens, ne se résolvent pas par des discours, mais bien par une *appréciation compétente* des faits particuliers. J'ai essayé de dévoiler quelques-uns de ces faits ; mes interprétations et mes commentaires ne leur enlèvent rien de ce qui leur est propre et, en quelque sorte, personnel : que l'on apprécie et que l'on juge !

On a jugé, d'ailleurs, et je n'ai qu'à me taire.

Je sais bien que si je ne conclus pas, d'autres s'empresseront de conclure, à leur ma-

nière, de ce que j'ai dit, et je crois, démontré.
Quelque *Stark* plus ou moins obscur du fond
de l'Allemagne en profitera, peut-être, pour
appuyer cette fameuse thèse de son invention,
savoir : que nous sommes une nation de
« fous ».

Eh ! sans doute, à la façon de toutes les
nations possibles, c'est-à-dire qu'il y a chez
nous des fous comme ailleurs, comme partout,
— et que ces fous se montrent plus en évidence, plus en relief, dans certaines conditions, à certaines époques de la vie publique :
c'est le cas qui vient de se présenter pour
nous.

Mais est-ce que, par hasard, ledit Stark
joindrait à l'ignorance notoire de ce dont il
a essayé de parler, la naïve illusion de croire
que le pays auquel il appartient possède le
précieux privilége de ne pas payer, comme
tous les autres au monde, son tribut aux ma-
ladies de l'Esprit et de la Raison ?... Ce serait,
en vérité, faire preuve de pareille maladie et
se donner à soi-même le démenti le plus personnel, que d'avoir cette croyance ! Faut-il

renvoyer cet illustre aliéniste international à la statistique ? Qu'il se renseigne auprès de son confrère Griesinger, autrement illustre, celui-là.

Ignorez-vous donc, ô mein Herr Stark, que vous avez fourni aussi votre contingent à l'histoire de notre propre folie, et que vous aviez des représentants des plus autorisés dans le groupe même des acteurs principaux du mouvement insurrectionnel de Paris ? — Croyez-vous qu'en cherchant bien, je n'eusse pas trouvé quelque compatriote à vous parmi nos *incendiaires* ? et, soit dit entre nous, les vôtres se connaissent à cette besogne. Je ne parle pas des *Clephtomanes*, ne voulant pas, en somme, chasser sur vos terres. Oui, croyez-le, il y en avait, et des meilleurs ! J'en connais, et si je les ai écartés de cette étude, c'est que je n'obéis pas à des sentiments de mesquines représailles étrangers à des vaincus qui ont conscience de leur force.

Si vous voyiez la *poutre* dans votre œil, aurais-je besoin de vous rappeler certains faits qui appartiennent à votre histoire la plus contemporaine, à votre histoire d'hier ? — Tenez, ce vieux Roi qui vous traînait naguère, comme un troupeau inconscient, vous tous gens de l'Allemagne, à la remorque d'une ambition en délire, qui est-il ? — Le propre frère de cet autre monarque qui demandait, le sceptre encore aux mains et la couronne sur la tête, — UNE TASSE DE CAFÉ A QUATRE CHEVAUX, et qui a succombé à ce que nous appelons la *folie paralytique*. Cette parenté ne vous paraît-elle pas un peu suspecte ? — Vous voyez bien que vos rois n'en sont pas exempts ; car, tout rois qu'ils sont, ils n'en sont pas moins hommes ; et, ainsi que l'a très-bien dit notre Montaigne :

« Si fût-on assis sur le plus beau trosne du monde, encore n'est-on assis que sur son c.. ».

Et si nous cherchions à caractériser les manifestations plus qu'enthousiastes que vous inspirent des succès inattendus, inespérés, ne trouverions-nous pas là quelque chose que pourrait revendiquer notre chapitre relatif aux conceptions ambitieuses maladives ? — Jusqu'à l'auteur de la pathologie cellulaire qui est en train de se complaire et de s'admirer avec son plus *fort grossissement !*

Mais c'est, en vérité, trop m'appesantir sur une chose qui méritait tout au plus l'éclat de rire ou le dédain. Laissons tous les Stark possibles ou impossibles nous lancer le coup de pied de l'A.... llemand, et détournons nos regards pour les concentrer sur nos propres maux. Donnons-nous entièrement à l'œuvre de régénération physique et morale qui, seule, peut nous relever de nos désastres et nous sauver de la décadence.

FIN

PARIS. — IMPRIMERIE DE E. MARTINET, RUE MIGNON, 2.

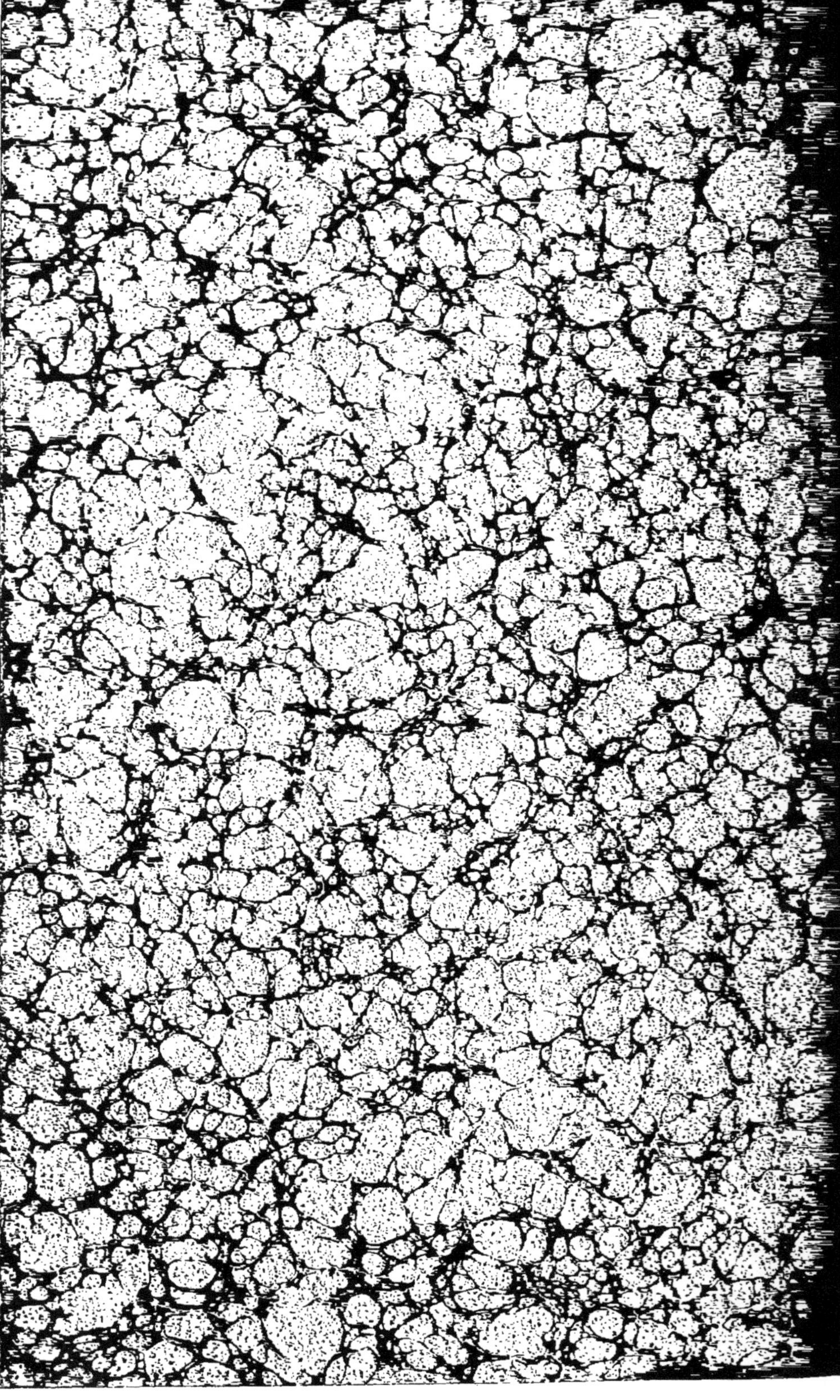

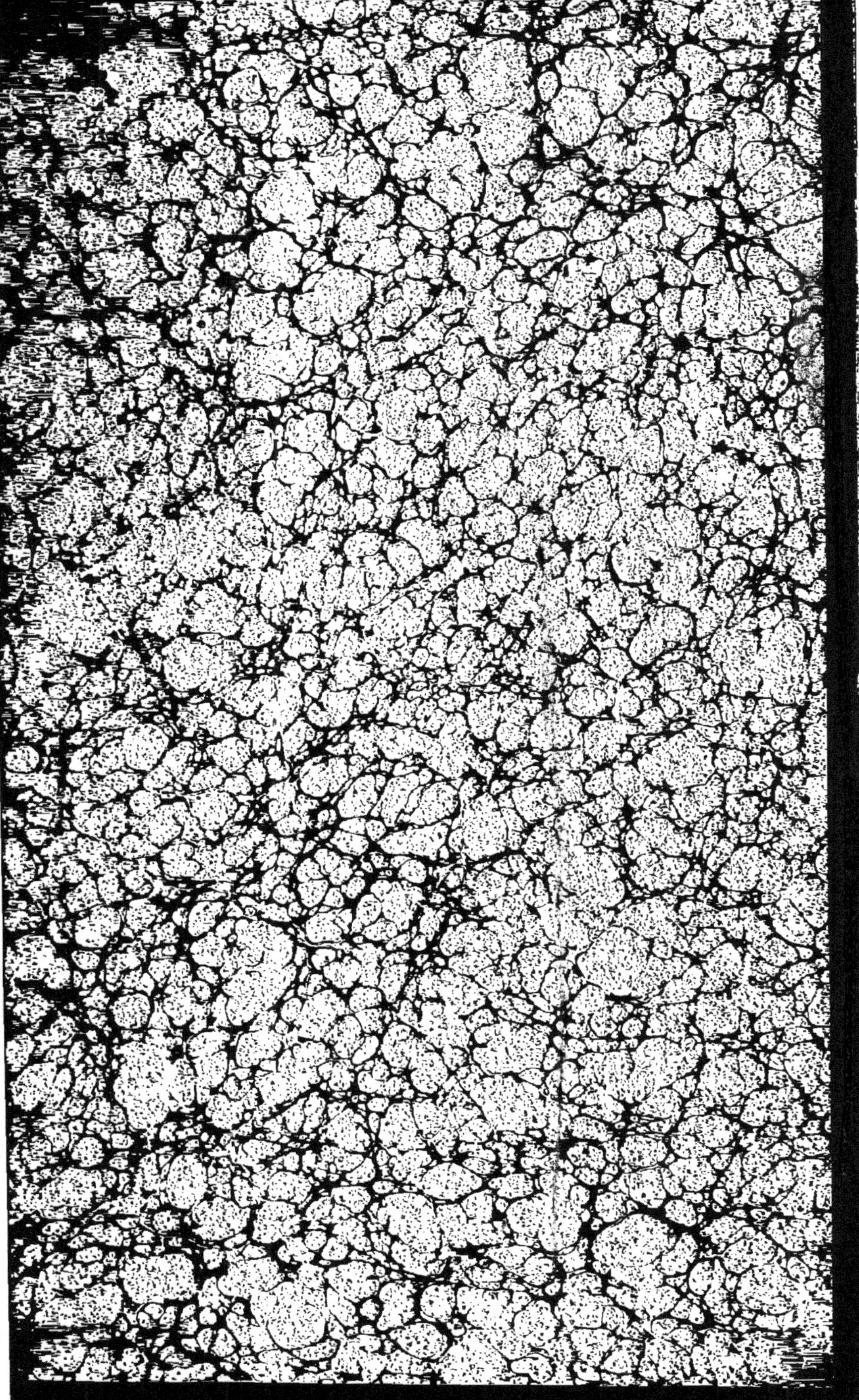

9 782014 441888